社区居民健康知识普及读本

合理饮食，吃出健康

姚廷周◎编著

U0304720

中医古籍出版社
Publishing House of Ancient Chinese Medical Books

图书在版编目（CIP）数据

合理饮食，吃出健康 / 姚廷周编著. —— 北京：中医古籍出版社，2017.6
ISBN 978-7-5152-1354-5

Ⅰ.①合… Ⅱ.①姚… Ⅲ.①食物养生—问题解答 Ⅳ.①R247.1-44

中国版本图书馆CIP数据核字(2016)第255486号

合理饮食，吃出健康

编著：姚廷周

责任编辑	梅剑
封面设计	映象视觉
出版发行	中医古籍出版社
社　　址	北京市东直门内南小街16号（100700）
经　　销	全国各地新华书店
购书热线	010-84023423（兼传真）
印　　刷	三河市德辉印刷有限公司
开　　本	880mm×1230mm　1/32
印　　张	9
字　　数	206千字
版　　次	2017年6月第1版　2017年6月第1次印刷
书　　号	ISBN 978-7-5152-1354-5
定　　价	28.00元

前　言

　　人的生命就像一棵小树，它需要不断地浇水、施肥、培土才能茁壮成长。人类要靠食物来维持生命和活力，人体摄入营养素不足，不仅体力不支，而且抵抗力下降，容易患各种疾病，均衡的营养才能使生命健康长寿。随着工农业的发展，食品越来越丰富，但是，什么样的饮食方式才真正有益于健康呢？

　　自古以来，吃是中国人的第一大事，还因地域不同而产生了各种不同的菜类，不同的菜类产生不同的饮食文化，饮食文化跟地理、气候、农耕、习俗、移民等人文积淀有关，中国在几千年历史中形成的饮食文化，是其他任何一个国家都无法媲美的。20 世纪 90 年代后，中国的吃文化又有了进一步的发展，美味佳肴、生猛海鲜、珍禽异兽等应有尽有，中国丰富多彩的饮食文化比任何一个时期都更为浓厚，更为兴盛。

　　我国居民营养与健康状况调查结果显示，与膳食密切相关的慢性非传染性疾病患病率上升迅速，铁、维生素 A 等微量元素缺乏在我国城乡普遍存在。我国成人超重率为 32.1%，肥胖率为 9.9%，大城市成人超重率与肥胖率分别高达 30.0% 和 12.3%，儿童肥胖率已达 8.1%，血脂异常患病率为 18.6%。截至 2013 年，18 岁及以上居民高血压患病率为 24%，大中城市达到了 26% 以上，且农村患病率上升迅速，城乡差距已不明显，估计全国患病人数 2.66 亿多，每 5 个成年人中平均就有一个高血压患者。糖尿病患病率为 11.6%，已超过美国的 11.3%，估计我国现有患病人数为 1.14 亿。工业化仅二三十年，中国经济高速发展的同时成为全球第一的慢性病大国，未来 10～20 年，这些数字还将进一步攀升！慢性病的大幅增加不仅严重影响我国居民的健康，还会对家庭和国家的经济发展造成巨大的负面影响，并影响到社会的发展与稳定。

现代儿童膳食结构不合理，带来了危及儿童健康的一系列问题。许多家长不知道什么是科学营养和营养过剩的危险，总是担心孩子的营养不够，于是一味地给孩子增加肉食和各种补品，以致营养过多而导致单纯性肥胖、厌食、贪吃等不良的心理状态和身体疾病，使他们易患高血压、心脏病和智力心理障碍，从而影响了正常的生活和学习；另外各种含激素饮料的泛滥，又导致儿童的性早熟、骨质疏松……

这些慢性疾病的发生与日常膳食结构不合理、营养不均衡有着密切的关系，是生活改善后缺乏健康生活观念指导的结果。目前，中国人的膳食是一个值得深思的问题，随着生活水平的不断提高，过多食用精粮、高蛋白、高脂肪和不食、少食粗粮及蔬菜等高纤维素膳食，已成为社会的通病。我国居民膳食结构正在向一种不合理、不健康的方向转化，如不及时予以纠正和引导，将会对我国居民的健康状况产生极其严重的影响。

饮食方式与健康有着密切的关系，现代人慢性疾病高发的原因是多方面的，如运动量太少、动物性食物摄入过多、食盐油脂摄入量超标、蔬菜水果摄入量过少等。美国疾病控制预防中心的迪尔茨医生说："社会和健康专家面临的挑战是教育消费者，说服他们改变生活方式。"的确，加强公众的健康教育与行为干预，建立良好的生活方式，应放在慢性非传染性疾病防治工作的首位。

世界卫生组织提供了一种饮食方式：低油、低蛋白、低糖、低盐、高纤维。很久以前，当时的卫生部就呼吁我国居民迫切需要进行一场膳食革命，即恢复传统的健康的膳食结构，增加身体必需的食物种类，把握好每日进食量与消耗的平衡，只有这样，才能较大幅度地降低糖尿病、高血压、冠心病、高血脂、肥胖症等慢性病的发病率，提高全民族的健康水平。调节人体免疫功能要靠营养来平衡，应当改善生活方式，合理地科学地补充营养，从营养中获得健康，从而提升生命的品质。《身心健康六步曲》中提出"**优美的环境、合理的饮食、适当的运动、美妙的心理、充足的睡眠、必要的医疗**"是健康的六大基石，也是现代不文明病的治本之策。

近年来，有关饮食方面的健康书籍不少，有的甚至量化到某种食物每天吃多少量，表面上看来很有指导意义，其实在饮食上越是所谓具体的东西，则越没有指导意义，因为每个人的饮食方式及养生观不同，每个人的所需是不同的，不可能具体到每天吃多少克。

生命毕竟属于自己，如何维持、协调和怎样科学地补充营养还在于我们自己的选择。**健康需要一生的耕耘，我们如何去把握自己的健康？答案就在于：改变不健康的生活方式！**

本书就是为了让更多的中国居民了解饮食健康之道而作的，适合于广大居民阅读。书中所述的饮食观如少食、素食、辟谷等都是笔者亲自实践过的，希望能对国人的健康起一点帮助。

目　录

第一章 吃出健康

吃是维持和延续人类生命的重要途径，随着人们生活水平的不断提高，对吃的要求已不仅仅是解决温饱问题，而是越来越注重科学饮食。

加强体育锻炼，增加肌肉活动和体能消耗固然是保健的一个非常重要的因素，然而不科学进食，也不可能保持身体健康。要保持身体健康，需要把握好一个关键的因素，就是掌握好摄入与消耗的平衡。

营养失衡是当前影响我国居民膳食健康的主要因素之一，面对众多的食品，如何吃才能促进我们的健康呢？所以合理选择和搭配食物，改变不健康的生活习惯，首先从饮食开始。

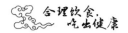

中国居民平衡膳食宝塔是怎样的？

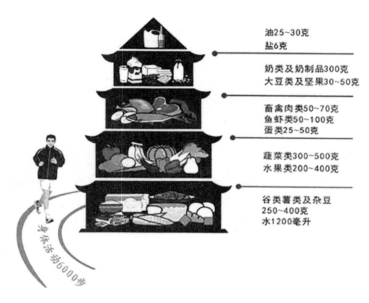

油25~30克
盐6克

奶类及奶制品300克
大豆类及坚果30~50克

畜禽肉类50~70克
鱼虾类50~100克
蛋类25~50克

蔬菜类300~500克
水果类200~400克

谷类薯类及杂豆
250~400克
水1200毫升

身体活动6000步

中国居民平衡膳食宝塔

中国营养学会根据中国居民膳食指南并结合中国居民的膳食结构特点，多年前设计了一个"中国居民平衡膳食宝塔"（俗称"食物金字塔"，如上图），它把平衡膳食的原则转化成各类食物的重量，并以直观的金字塔形式表现出来，便于群众理解和在日常生活中实行。

所推荐的成人每日合理膳食方案从塔底到塔尖分为五层，包含我们每天应吃的主要食物种类。该塔各层位置和面积不同，反映出各类食物在膳食中的地位和应占的比重，对如何合理调配膳食提出了比较科学合理的方案。

谷类食物位居底层，每人每天应吃 250 ~ 400 克；蔬菜和水果居第二层，每人每天应吃蔬菜 300 ~ 500 克，水果 200 ~ 400 克；鱼、禽、肉、蛋等动物性食物位于第三层，每天可吃 125 ~ 200 克（鱼虾类 50 克；畜、禽肉 50 ~ 100 克，蛋类 25 ~ 50 克）；奶类和豆类食物在第四层，每天可吃奶类及奶制品 100 克和豆类及豆制品 50 克；第五层塔尖是油脂类，每天不超过 25 克。每人每天吃上述定量的五类食物，可达到平衡膳食，合理营养，促进健康的目的。

食物金字塔强调的是吃各类食物之间的合理比例搭配，提倡食物多样化；金字塔建议的各类食物的摄入量一般是指食物的生重。各类食物的组成是根据全国营养调查中居民膳食的实际情况计算的，所以每一类食物的重量不是指某一种具体食物的重量，加工的谷类食品如面包、烙饼、切面等应折合成相当的面粉量来计算。金字塔没有建议食糖的摄入量，因为我国居民现在平均吃食糖的量不多，但多吃糖会增加龋齿等病的风险，尤其是少年儿童，不应吃太多的糖和含糖食品。

需要指出的是：**食物金字塔建议的每人每日各类食物适宜摄入量范围只适用于一般健康成年人，不是健康饮食的标准！** 所以，在具体应用时不能生搬硬套，要根据各人的年龄、性别、身高、体重、劳动强度、季节、工作情况、身体健康状况、健康观念等情况做适当调整，灵活运用，本书会有进一步的讲述。

五大类食物有哪些？

《中国居民膳食指南》推荐的五大类食物。

第一类：谷类及薯类　谷类是大米、玉米、小米、小麦、面粉、高粱、荞麦、杂粮等的总和，薯类包括红薯、马铃薯、芋头、木薯等，它们是人体热能的主要来源，主要提供碳水化合物、蛋白质、膳食纤维及 B 族维生素。

第二类：蔬菜水果类　蔬菜类包括植物的叶、根、茎、瓜果、食用蕈藻及野菜等，水果类包括苹果、梨、香蕉、柑橘、柿子、桃、菠萝等可食性植物鲜果实，不包含坚果实，主要提供膳食纤维、矿物质、维生素 C 和胡萝卜素等。

第三类：动物性食物及奶类　动物性食物包括肉、禽、鱼、蛋及其加工品等，奶类主要包括鲜牛奶、羊奶、奶粉等，除含丰富的优质蛋白质和维生素外，含钙量较高，且利用率也高，是天然钙质的来源之一，主要提供动物性蛋白质、脂肪、矿物质、维生素 A 和 B 族维生素。

第四类：豆类及其制品　豆类主要包括大豆、绿豆、蚕豆、豌豆、红豆、赤小豆等。豆类制品主要包括豆腐、豆浆和豆芽等，主要提供优质植物蛋白质、不饱和脂肪、膳食纤维、矿物质（主要是钙）及 B 族维生素等。笔者认为，这类食物还应包括植物干果，如核桃、杏仁、花生、腰果等可食性坚果，它们提供优质蛋白质及脂肪、脂溶性维生素等。

第五类：纯热能食物　包括动植物油、淀粉、食用糖和酒类，主要提供热量。植物油还提供维生素 E 和必需脂肪酸。

我们的祖先是怎么生活下来的？

社会发展到今天，我们的生活已经十分方便，食品很丰富，市场上有各式各样的蔬菜、水果、米、面，还有肉有鱼，还有现成的食品，只要你有钱，想吃什么就能买到就能吃上。如果自己不想做饭时还可去外面吃，或者叫外卖，很方便。但是，当你面对如此丰富的食物时，如果突然停电了，没有煤气了，没有火，也没有其他工具，你煮不了饭，当你肚子饿的时候，你会选择吃什么呢？肯定是水果！

所以，我们把时间往前推，几十年前、几百年前、几千年前，乃至几万年、几百万年前，我们的祖先原始人在地球上生活的时候，是怎么吃的呢？了解这个问题对我们树立正确的饮食观念很重要。

我们的祖先最初是在树林中生活，住在山洞和树林中，没有火，只能吃水果、野菜、植物叶子、果实、根茎，而且还是生吃，不会吃动物，所以树林中的各种水果、可食类植物是人类祖先食用最久也是第一大类食品，这个过程至少延续一百万年以上。随着人类的进化和发展，才逐渐走出山洞、树林，逐渐移居到平原，还发明了火。火的发明彻底改变了人类，即人类可以吃熟食了。继而又发现了野生谷物类并进行人工栽培，从而食用五谷类食物，就有了稻谷、小麦、小米、高粱、豆类等。据历史考证，谷物人工栽培发生在七千年以前，是中国人的祖先最先吃上人工栽培稻谷的。可食类植物也逐渐演变为蔬菜，此后五谷类、蔬菜类食物就成为人类最主要的食物，水果类食物退居其次。所以，水果、蔬菜、五谷杂粮类等至今仍是人类最基本的食物。

人是怎样吃上动物肉的呢？远古时候，许多动物都比人跑得快，原始人根本抓不到它们，也没有火，更别说吃了。在人类进化过程中，地壳发生过无数次的变动，曾发生过无数次大火，烧了森林，果树被烧了，森林中的动物也被烧死了，以致于食物短缺，原始人发现森林中被烧死的动物，肚子饿了拿来吃，还挺香挺有味道的，能充饥活命。再后来发明了火，又发明了工具，会捕捉一些动物了，开始吃少量的肉类，火的发明使生食变成熟食，这个过程非常地漫长！再后来逐渐饲养动物，野畜野禽饲养成家畜家禽，这个过程也非常漫长，所以人类吃肉的历史相当悠久。但几万年以来，因为动物肉的来源问题，人类很少吃动物肉，基本上是逢年过节才可能吃。旧社会的农民甚至到年关也不一定能吃上肉，因此人类一直很向往肉食，把肉类当作最好的食物。直到几十年前，我们也只是逢年过节才有肉吃，农村杀一头年猪做成腊肉可以吃上一两年，一般平时不吃。但进入工业社会才三十年，我们今天的饮食结构怎样？我们的饭菜都怎么吃？是不是一日三餐天天有肉、餐餐有肉，有的人甚至一餐没有肉就吃不下饭？

我国传统的饮食结构有什么特点？

高纤维素　在中国人的传统饮食习惯中，植物性食物占很大的比重，如水果、蔬菜、稻谷、玉米、小麦、高粱等，这些植物除了含有营养素外，还含有多种多样的其他物质，其中相当一部分是膳食纤维。纤维素来自于植物，它不能被消化，也不能被吸收，因此不含热量。高纤维素的摄入是中国传统饮食的一个明显特点，这是一种非常有利于健康的生活方式，需要坚持，要做到这一点，就要多食蔬菜和粗粮，少吃动物类食品。

以谷类为主 几千年来，我们中国人的饮食都以五谷杂粮为主，米饭及面食一直是中华民族的主要食物，一个民族的饮食生理习惯和营养吸收规律，它的形成经历了亿万年的生命演变过程，不是几十年一两代人就能轻易地将它改变掉的，现代人偏爱肉食就违背了这一习惯和规律。碳水化合物所提供的能量比例越高，人群超重及肥胖、糖尿病、高胆固醇的风险就越低。当前大多数农村居民的碳水化合物供能比大约为 61%，尚算合理，但也要及早给予宣传教育和提醒，以免重蹈发达国家及我国大城市居民之覆辙。

食物多样化 这是中国传统饮食的另一显著特点，非常符合健康的要求。世界卫生组织和粮农组织提出的保持健康膳食因素的第一条就是食物多样化。食物是身体必需营养素的最好补充剂，一个消化吸收功能正常的人，只要做到了食物多样化，就绝对不需要补充膳食增补剂或保健食品。与人造的或人工合成、提取的保健品相比，天然食物中营养素的吸收远优于保健品。

现在的膳食结构存在什么问题？

现代人工作紧张，饮食无规律，而且动物性食物及脂肪的摄入量呈增加趋势，膳食纤维的摄入量则在减少，对健康极为不利，导致营养缺乏与过剩并存。据分析，现在的膳食结构存在着两大问题。

结构方面 一是城市居民的畜肉蛋类及油脂消费过多，谷类食物消费偏低。肉类、油脂类提供的热量所占的比例，已大大超过合理的结构。2002 年每人每天油脂平均消费量从 1992 年的 37 克增加到 44 克，脂肪供能比达到 35%，超过世界卫生组织推荐的 30% 的上限。谷类食物的供能比仅为 47%，明显低于 55% ~ 65% 的合理水平，这一不良趋势需要尽快地干预和阻断。二是城乡居民钙、铁、维生素 A 等微量元素普遍摄入不足，每人每天钙的平均摄入量约为 391 毫克，仅相当于推荐摄入量的 41%，导致我国居民特别是妇女儿童普遍缺钙。三是城市居民蔬菜的摄入量明显减少，绝大多数居民仍没有形成经常吃水果的习惯。

数量方面　现在居民们的食量明显过多，摄入的热量大大超过身体每日代谢所需的热量，多余的热量被身体转化为脂肪储存起来。摄入热量过多是高血压、糖尿病、冠心病、肥胖、高脂血症、脂肪肝、痛风、肿瘤等慢性病的直接成因之一，所以近年来这些疾病在不断攀升和年轻化。在控制危险因素中，控制热量过多摄入是一个重要方面，一旦患了这些疾病，控制热量对控制疾病的进展、防止伤残也非常重要。这些疾病如不能很好地控制，晚期形成的并发症和伤残将严重影响生活质量。所以，必须尽早控制其危险因素，并从青少年做起，争取少患和不患这些疾病。而患病后要控制疾病的进展，也必须调整生活习惯，医疗措施才能更好地发挥作用，例如糖尿病患者如果不严格控制饮食，就不可能满意地控制血糖水平。

当前应着重解决哪些问题？

"病从口入"指的不仅是吃了不卫生的食品产生疾病，更重要的是指因膳食结构错误而导致各种慢性病，很多慢性疾病实际上是吃出来的。因此，为了抵御慢性病的发生与发展，一定要努力维持中国传统饮食结构中高碳水化合物的比例和食物多样化的良好习惯，合理膳食对预防慢性非传染性疾病，维护身心健康具有决定性的作用。

减少肉食和食物总量　现在温饱问题已经解决，很多人没尝试过饥饿的滋味了，城镇家庭的餐桌上几乎是无肉不成餐，少一餐不吃肉就会觉得不舒服，肉食之害我们将在"素食与健康"一章中专文论述。食欲是个无底洞，食品丰富后如果不加节制，饮食就会过量，日积月累，渐而产生慢性疾病。当务之急是要控制食物进食的总量，消耗掉体内储存的过多的脂肪，并减少肉类、蛋类食物，持之以恒，才能有效地遏制慢性疾病的发生和发展，促进国民体质的健康。因此，各部门应加大力度进行多方位的健康知识宣教。

不能减少谷类和薯类　谷类中植物蛋白、B族维生素、不饱和脂肪酸及纤维素的含量较高，薯类为低脂、高纤维、含有丰富矿物质的食物，这些成分都是人体肌肉和神经活动不可缺少的物质。同时，多种谷物和薯类的摄入，还可以使营养成分互为补充，更好地满足身体的需求。而近年来，我国居民膳食中除大米、小麦外的其他谷类和薯类的食用量明显减少，原来以玉米为主食的山区，也以大米为主食了，而营养价值丰富的玉米已经成了猪饲料，人们一年四季都没吃上几餐！这种趋势，不利于身体的健康，每天吃的东西不能只是大米白面，而应尽可能多地进食其他谷类和薯类。

鼓励吃水果和蔬菜　现代生活中，很多人没有吃水果的习惯，其中男性不吃水果的比例更高，31～40岁年龄段的人食用蔬菜和水果的分量相对更少，且大部分蔬果颜色品种单一。以绿色蔬果为主，能吃到红色、橙黄色、绿色、白色、紫黑色等5种以上颜色蔬果的人只占极少数。即使在进食水果的人群当中，绝大多数人每日水果食用量低于200克的最低推荐量，更多的是只吃1种水果，有超过三分之一的人还没达到《中国居民膳食指南》所建议的每天都食用蔬菜和水果的标准。经常进食水果可明显降低患肿瘤等慢性疾病的危险度，水果中含有许多抗氧化成分，可延缓细胞的衰老过程，大量的维生素可维持细胞的正常分化。所以，要进行膳食成分的科学调整，要增加水果蔬菜的进食量，使水果成为每顿饭前必不可少的成分。增加水果食用量，不仅能促进人们的健康，还能促进社会经济的发展，对于稳定社会、增加农民收入都有好处。

科学饮食原则有哪些？

科学饮食的原则，应该是营养的原则、健康的原则。人体必需的营养素包括蛋白质、脂肪、碳水化合物、维生素、矿物质、纤维素和水等七大系列，每天均衡地摄入这些营养素，对保持身体健康是非常重要的。

全面　人类的食物多种多样，各种食物所含的营养成分是不相同的。除母乳外，任何一种天然食物都不能提供人体所需要的全部营养素。因此，除注意食品色、香、味、形以外，更应提倡食品来源的多样化。偏简求精，容易造成铁、锌、碘、钙等微量元素和某些维生素的缺乏以及一些营养素的过剩。对因客观条件限制不能做到食物多样化的人群，可根据当地特点，采用特殊人群营养补充食品或食品强化的办法解决营养素缺乏的问题。

均衡　营养补充主要靠吃，吃的最低层次是维持生命，中等层次是营养均衡，促进健康，最高层次是养生长寿。均衡膳食必须由多种食物组成，才能满足人体的需要、促进健康的需求。在多种食物中，最重要的是谷类及薯类，我们应尽量避免只吃副食或多吃副食、不吃或少吃主食的不良倾向。如果主食摄入量不足，荤菜吃得太多，脂肪和胆固醇的摄入量也就会相应增多，容易引起多种慢性病症。各种营养素的补充量应按实际需要进行科学加减，既不要因补充不足使机体代谢缺乏，又不因补充过量造成机体不必要的负担，如蛋白质的需求量老年人比青壮年高 20% ~ 50%，钙的需求量老年人比青壮年高两倍以上，补充量则应相应增加。

优质 优质并不是指对食物一再精加工。食物要以符合人体生理的、易消化吸收的、生物价值高的优质营养物质为基础，富含营养价值且营养素全面的才能叫优质。许多人对各种食物的营养价值存在很多误解，甚至有人认为只有吃精粮才能够保证营养供应，这是极其错误的。饮食上要注意粗细的搭配，经常吃一些粗粮、杂粮等，而且稻米、小麦不要碾磨太精，否则谷粒表面所含的维生素、矿物质和膳食纤维等营养素大部分流失到糠麸之中，所以加工越多越精的食品越不优质。粗粮营养成分多，对人体有益，高粱、小米、荞麦、青稞、玉米的营养价值都很高，而且有保健强身作用。小麦、燕麦、高粱、玉米等杂粮中的矿物质丰富，人体不能合成，因此不能只吃菜、肉等副食。贫困农村大多以新鲜蔬菜和加工粗糙的米面为主食，因此少患脚气病和胃肠道疾病，而城市中常吃精粮的居民，就容易患这些疾病。

随着我国老龄化的发展，老年人的营养问题已经越来越急迫了。就我国的现状来说，绝大多数中老年人一日三餐还达不到全面、均衡、优质的要求，健康问题实在堪忧！

如何做到膳食平衡？

任何一种营养素长期摄入过多或过少都会影响健康，因而需要合理搭配多种食物，才能达到膳食平衡。若要身体健康，除加强体育锻炼外，还需要有平衡膳食提供均衡的营养。平衡膳食的四大特点是膳食中所含的营养素种类齐全、数量充足、比例适当，膳食中所提供的热量及营养素与身体的需要两者保持平衡。

平衡膳食的基本要求：能供给足够的热量，以满足生活和劳动的需要；能供给足够的优质蛋白质，以满足生长、发育、组织修复和更新的需要；能供给各种无机盐，用以构成身体组织的营养素比例要适当，以便充分发挥各种营养素的效能。也就是说，食物中的蛋白质、碳水化合物、脂肪、无机盐、维生素、纤维素的量必须是充足而又平衡的。构成上述营养素的主要食物是粮食、蔬菜、水果、蛋、奶、禽、鱼、肉等绿色食品，因而这些绿色食品的供给也必须既充分而又均衡。

食物的来源要充足，才能满足人体营养平衡的需要。自然界供人类摄取营养的谷类、蔬菜、水果与野生天然植物品种很多，平衡膳食是利用自然界的各种食物，经过适当搭配后组成的营养素完全的膳食，不仅有利于最大限度地充分利用食物，而且有利于身体的健康。

《保生要录》里指出："凡所好之物，不可偏耽，耽则伤而生疾；所恶之物，不可全弃，弃则脏气不均。"营养平衡、合理配膳，就是不要偏食、挑食，喜欢吃的食物要吃，不喜欢吃的食物也要吃，吃的东西杂一些对身体健康有益。根据中医学理论，五味的偏嗜，会使某脏腑之气偏盛，破坏人体阴阳气血的协调统一，而一旦阴阳失衡，气血失和，身体就会产生病症。

另外，人们不应总是每天只吃一二种食物，应采用同类食物互换的原则调配一日三餐。同类食物互换就是以粮换粮，以豆换豆，以肉换肉，例如大米与面粉或杂粮互换，大豆与豆制品互换，肉类与鱼类、蛋类互换等。遵循中国营养学会提出的《中国民居膳食指南》：食物要多样，饥饱要适当，油脂要适量，粗细要搭配，食盐要限量，甜食要少吃，饮酒要节制，三餐要合理。这样，才能满足人体各种营养需要，达到合理营养，促进健康的目的。

绿色食品如何配伍？

经济发展和社会进步后，人们日益注重绿色食品营养素和热能之间的合理搭配及平衡膳食，以利于绿色食品营养素和热能的合理吸收及利用，达到合理营养的目的，满足人体各方面正常的生理需要，并有助于防病治病、养生、延年益寿。

两千多年前著成的《黄帝内经》说："五谷为养，五果为助，五畜为益，五菜为充，气味合而服之，以补精益气。"从现代营养学观点来看，由于各种绿色食品中所含的营养素不同，唯有做到使各种绿色食品合理搭配、平衡膳食，才能使人体得到均衡、全面的营养素，满足各种生理功能的基本需要。这种平衡膳食方法，简称为"绿色食品配伍"。

五谷为养 《黄帝内经》所称的五谷是指稻、禾（小米）、稷（高粱）、麦、菽（豆），那时华夏大地上还没有玉米，玉米是明朝才传入中国的，近代所说的五谷则泛指谷类及薯类、杂粮等。谷物类是中国人膳食中不可或缺的基础食物，中国营养学会倡导的膳食宝塔继承了祖先的理论，把谷物类放在第一层，《中国居民膳食指南》第一句话就提到"食物多样，谷类为主，粗细搭配"。以五谷类为主的膳食结构模式有利于预防心脑血管病、糖尿病、肿瘤等病的发生。薯类含有丰富的淀粉、膳食纤维以及多种维生素和矿物质，我国居民近年来吃薯类较少，应鼓励多吃些。还要注意粗细搭配，多种谷类掺着吃比单吃一种为好，特别是以玉米或高粱为主要食物时，更应当重视搭配一些其他的谷类或豆类食物。

五菜为充，五果为助　五菜、五果是蔬菜和水果类食物的总称，不同水果和蔬菜品种所含的营养成分不尽相同，甚至悬殊很大。什么叫蔬菜？杨恒《六书统》谓："蔬，从草从疏。疏，通也，通饮食也。"可见，古人已了解蔬菜具有"疏通壅滞"之功。根据科学分析，红、黄、绿等颜色越深的蔬菜和深黄水果所含的维生素 B、C 与胡萝卜素超过浅色蔬菜和一般水果，它们是胡萝卜素、维生素 B_2、维生素 C、叶酸、矿物质（钙、磷、钾、镁、铁）、膳食纤维和天然抗氧化物的主要或重要来源。其中绿色蔬菜被营养学家列为甲类蔬菜，主要有菠菜、油菜、卷心菜、香菜、小白菜、空心菜等。与蔬菜相比，有些水果中维生素及一些微量元素的含量不如新鲜蔬菜，但水果中所含有的葡萄糖、果糖、有机酸（如柠檬酸、酒石酸、苹果酸等）、果胶物质又比蔬菜丰富。红黄色水果如柑桔橘、枣、柿子和杏等也是富含维生素 C 和胡萝卜素的。我国近年来开发、种植的猕猴桃、刺梨、沙棘、黑加仑等也富含维生素 C、胡萝卜素。蔬菜、水果有利于保护心血管、延缓衰老，增强抗病能力，以及预防和防治一些慢性病，减少癌症，故在日常膳食中应占有很大的比例。香菇、蘑菇、黑木耳等菌菇类食品，含蛋白质较一般蔬菜为高，必需氨基酸比例合适，还有多种微量元素等人体必需物质，长期食用能起到良好的保健作用。

五畜为益　广义的五畜指动物性食物。动物性食物氨基酸组成最合适人体需要，且赖氨酸含量较高，有利于补充植物性蛋白质中赖氨酸的不足。肉类中铁的利用较好，肉中含蛋白质为 15% ~ 20%，肉纤维较少，脂肪量多，肉质细嫩，易为人体消化吸收，但块状的肉吸收率很低，只有 30% 左右，最好就是将其熬成汤，去肉渣喝汤，汤内的营养物质吸收率可达 87% ~ 98%。鱼类特别是海产鱼中所含的不饱和脂肪酸有降低血脂和防止血栓形成的作用，鱼脂肪多由不饱和脂肪酸组成，人体消化率为 95%。鱼肉还含有一定数量的维生素 A、B，海鱼含有丰富的碘、钙等。鱼、虾及其他水产品含脂肪很低，有条件的可以适当吃一些。鱼、禽、蛋等动物性食物是优质蛋白质、脂溶性维生素和矿物质的良好来源。蛋类可提供极为丰富的蛋白质、脂肪、无机盐、维生素 A、维生素 D 以及钙、磷、铁等。进食适量的肉、禽、蛋、奶、鱼等食物，有益于增进人体健康，尤其是儿童、孕妇、哺乳期妇女、重体力劳动者、营养缺乏、体弱病人，动物性食物有利于他们的生长、发育、营养消耗的补充、疾病的恢复及体力的复原。猪肉仍是我国居民的主要肉食，猪肉脂肪含量高，而鸡、鱼、兔等动物性食物含蛋白质较高，脂肪较低，热量低于猪肉，因此在肉食上应尽可能选用这些食物，减少猪肉的消费比例。尽管古人非常崇拜肉食，但"五畜为益"只是说有益处，是说可以适当吃一些，不是说多多益善，这种利弊两千多年前的古圣人就已经很清楚了！

豆类及其制品　豆类是我国的传统食品，豆类中的氨基酸其组成接近人体的需要成分，且富含粮食中较为缺乏的赖氨酸。此外，豆类还含有丰富的钙、磷、铁，以及维生素 B_1、B_2 等。豆腐含有丰富的蛋白质，豆浆的蛋白质在供给上与鲜奶相当，还含有丰富的铁。豆芽含有丰富的维生素 C。豆类的消化率为 65.3%，加工成豆腐后消化率可大大提高，豆浆中蛋白质消化率可达 85%。增加大豆及其制品的摄入，对提高农村居民蛋白质摄入量及防止城市中过多消费肉类带来的不利影响有很大作用，所以应大力提倡豆类特别是大豆及其制品的生产和消费。

奶类　　金字塔建议的 100 克奶类按蛋白质和钙的含量来折合，约相当于鲜奶 200 克或奶粉 28 克。奶类及奶制品，当前主要包含鲜牛奶和奶粉。中国居民膳食中普遍缺钙，平均只达到推荐供给量的一半左右，饮食结构又不合理，导致居民严重缺钙，我国婴幼儿佝偻病的患者也较多，这和膳食中的钙不足有一定的关系。奶类是很多营养学家推荐的首选补钙食物。但古今中外的历史表明，喝牛奶是补不了钙的，越喝牛奶越缺钙，这在后面的**"营养素与健康"**一章中有专文论述。

一日三餐该怎样分配？

一日三餐的合理安排与健康密切相关，许多专家推崇的"早吃饱、中吃好、晚吃少"的饮食制度，从营养学角度来说，还是有一定道理的。然而现代人由于生活节奏的加快，常常忽略了一日三餐的合理安排，形成了不科学的饮食习惯。

一般来说，三餐中的热能分配以早餐占全日总热能30%、午餐占40%、晚餐占30%比较合适。早餐是营养供给中非常重要的一环，对于人体健康极为重要。早餐提供的能量和营养素在全天能量和营养素的摄取中占25%～30%，早餐摄入的营养不足很难在其他餐次中得到补充，不吃早餐或早餐质量不好是引起全天能量和营养素摄入不足的主要原因之一。上午的工作量很大，能量消耗很多，因此早餐应供给充足的蛋白质，一定量的脂肪。早餐吃饱吃好，可保持上午精力旺盛，不仅有益于现在的健康，而且有益于将来的健康。

午餐在人体一天所需要的热能中应占 40% 左右。午餐前后都是学习、工作与活动时间，它既要补足上午的能量消耗，又要为下午活动所需的消耗备好足够的热能与营养素，所以午餐要吃好。午餐应供给充足的蛋白质、脂肪、纤维素、碳水化合物和维生素。

中国人传统上特别注重晚餐，很多好东西都是到了晚上才吃，友人聚餐也多是在晚上，这种习惯很难在短时间内改变。现代营养学研究认为，晚餐在人体一天的总热能中一般占 30% ~ 35%，所以晚餐以精以少为好，除了要有蛋白质、纤维素、碳水化合物和维生素以外，还应避免吃得过饱或进食大量脂肪性食物。由于很快就要睡觉了，睡觉后能量消耗不大，则应少吃些，更要避免吃宵夜，以免摄入过多的营养素而导致发胖。同时，晚餐也要尽可能吃易于消化的食物，如果是过饱或难以消化的食物，或富含蛋白质和脂肪的食物，都将加重消化系统的负担，也会影响睡眠。正常情况下，每顿饭都应有干食和稀食（汤或粥）。如果一日三餐只吃干食，不喝汤类也很少吃稀饭，水分就会不足，也会影响肠胃吸收效果，造成营养不良，对身体健康不利。

成年人每餐七八分饱最有利于健康。总之，三餐需要巧安排，食物多样不挑食，鸡鸭鱼肉尽量少，蔬菜水果保健康。

早餐到底该怎么吃？

一顿好的早餐不仅可以为人体提供均衡的营养，也可以维持饱足感，减少早餐以后一整天的食物摄入，有助于控制体重，还可以为大脑提供能量，提高学习、工作的效率。

合理的早餐营养结构：三大产热营养素蛋白质、脂肪、碳水化合物的产热值的比例应该在 12:25 ~ 30:60，碳水化合物在其中所占的比例是最大的。粮谷类食物是碳水化合物的主要来源，谷类食品在体内能很快分解成葡萄糖，纠正一夜后可能产生的低血糖，并可提高大脑的活力及人体对其他食物中营养素的利用率，是最合适现代家庭中各年龄人群的理想营养早餐。不同的谷物有不同的营养特点，相对于其他碳水化合物，谷物含有低脂肪、低胆固醇、能量释放持久等特点，所以谷类食品是不可缺少的。

营养健康的早餐应该包括丰富的优质蛋白质、各种矿物质和维生素，具体操作时有一个重要指标，就是应该包括粮谷类、蛋白质和蔬菜水果三大必需品。高质量的早餐讲究的是食物营养组合的合理性，如果只食用了膳食金字塔五类中的两类或者少于两类就算质量差，食用了其中三类则为早餐质量较好，如果能食用够这四类则为早餐营养充足。

如果没有特殊情况，早餐不要吃得太早，起床即吃早餐容易消化不良，因为人体经过一夜的睡眠，虽大部分的器官得到了休息，而消化器官却仍在消化吸收晚餐存留在胃肠道中的食物，到早晨才渐渐进入休息状态。如果早餐过早，就会干扰胃肠道的休息，加重消化系统的负担。一般在起床20 ~ 30分钟后再吃为佳，如果生活工作都比较规律，最好在 7 点左右吃早餐，这个时候人的食欲最旺。

经过一夜睡眠，人体从尿、皮肤、呼吸中消耗了大量的水分，早晨起床后体内处于一种生理性缺水的状态。如果不及时补充水分，就不利于肝、肾代谢及代谢产物的排出，也不利于早餐食物的吸收，还可能造成便秘，诱发脑血栓、心肌梗死以及肾脏疾患。因此，人们早晨起床后，不必急于吃早餐，而应先饮 1 ~ 2 杯温开水（也有人主张喝一杯冷开水，至于是渴温开水好还是凉开水好，没有定论，要看各人形成的生活习惯）。这样既可以纠正生理性缺水，对人体器官也有洗涤作用，有助于改善器官功能，对防止一些疾病的发生有很大的好处。

不同年龄段如何吃早餐？

不同年龄段需要的营养成分不一样，早餐也应有所侧重。

儿童的早餐　　儿童正是生长发育的旺盛时期，注重补充丰富的蛋白质和钙，要少吃含糖量较高的食物，以防引起龋齿和肥胖。在条件许可的情况下，儿童的早餐通常以鸡蛋、面包、米粉、粥、面条、馒头等为最佳，可饮些果汁等。由五谷杂粮加工而成的早餐是营养素和能量构成十分均衡的食品，推广这一食品对改进中国居民尤其是中小学生每日上午普遍的营养不足状况是十分有益的。

青少年的早餐　　青少年时期身体发育较快，特别需要足够的钙、维生素 C、维生素 A 等营养素来帮助身体的生长发育。因此，注意营养充足，搭配合理，青少年合适的早餐是米面类、新鲜水果、蔬菜、鸡蛋等。对于学生来讲，早餐应该是一日三餐中最重要的一项，早餐既要有提供热能的食物（米、面等），还要有提供优质蛋白质的食物（如鸡蛋、豆浆），另外，最好搭配一些蔬菜水果。要做到主稀搭配、主副食兼顾，经常变换花样，以增进食欲，满足中小学生的营养需要。

中年人的早餐　　中年人肩负工作、家庭两大重任，身心负担相对较重，是多事之秋，最明显的是消化系统的功能已经减弱，此时再不注意早餐进食的质量，势必影响健康与长寿。为减缓中年人的衰老过程，其饮食既要含有丰富的蛋白质、维生素、钙、磷等，又应保持低热量、低脂肪。早餐最好是选择营养丰富又易于消化吸收的食物，如米粉、面条、豆浆、粥；粥生津养胃，又利于吸收。不要进食煎炸、干硬、油腻的食品，否则，会加重胃肠负担，引起消化不良。

老年人的早餐 最好是营养丰富而又易消化的食物，如牛奶、面条、豆浆、面包等，尤其适合吃粥，因为粥生津养胃，利于人体吸收。在粥中加入莲子、银耳、红枣、桂圆、淮山药等营养保健食物，则效果更好。

不管哪个年龄段，早餐最好避免肉食，也不要吃太多煎炸、油腻、干硬的食品，如油条、油饼、巧克力、饼干、汉堡包等，因为高脂肪高热量食品会导致大脑供血不足，上午容易犯困、注意力不集中。如果早餐吃鸡蛋，建议尽量选择煮鸡蛋而非煎鸡蛋，另外还需吃一点水果和蔬菜。

可不可以不吃早餐？

前面说了吃早餐的重要性，但随着生活节奏的加快，实际上有不少人不吃早餐（或是因为赶时间来不及吃早餐），尤其是成年人群。人是多样性的，是不是一定要吃早餐呢？那不一定！

健康状况未必与早餐有关 很多人强烈反对不吃早餐，认为不吃早餐会损害健康。其实这种观点是片面的，甚至是谬误的，因为他根本就没有体验过也不知道"习惯不吃早餐"的好处所在。人是非常复杂的动物，任何事情都有它的相对性，有些情况下，不吃早餐确实有害健康，那就是对于已经习惯了吃早餐的人而言，突然不吃早餐肯定不好，其次就是早餐食物的安全性很好。对于那些习惯不吃早餐的人来说，身体的健康与否与"不吃早餐"没有任何关系。

经常不吃早餐的人，其健康状况可能更好。有些疾病恰恰是与吃早餐有关，如糖尿病、高血压、冠心病、脑血管病、消化系统疾病的患者群中，吃早餐的患病率要高于不吃早餐的人群。

有些情况吃早餐反而有害健康　对于某些人来说，吃早餐反而无益健康。其一，早餐食欲旺盛的人，其中很多是全天胃口都比较好的人。多数情况下，人们的午餐和晚餐都很丰盛，午餐和晚餐常常吃得很多，因此，这类人常会因吃多了而产生相关的疾病。其二，生活在现代社会，人们的早餐食物危害风险要远远高于午餐和晚餐。如上班时间紧张，没有充分的时间准备早餐，随便选用一些方便食品或剩菜剩饭作为早餐，或是在街边无监管的食品摊上充饥，营养素不全面，长期如此对健康会产生负面影响。因此，在不能保证食物安全的状况下，养成不吃早餐的习惯，反而更有益于健康。

哪些人不吃早餐会更健康　很多情况下，只要身体能够习惯，不吃早餐不仅无害，反而会有益健康。而有的人则应限制吃早餐，如高血脂、脂肪肝、肥胖者，这些人要减少进食，才能起到治疗作用；经常吃夜宵或晚餐后 2 ~ 3 小时就睡觉的人，这些人早上根本还不饿，再吃就是多余；晚餐经常吃得很饱，第二天早上没有饥饿感，且上午体力消耗不大的人，这些人只有少食才能促进健康。这在后面"少食与健康"一章中有专门论述。

总之，养生之道各有一套，是否吃早餐要因人而异，要自己在实践中摸索总结，不能千篇一律。所以，吃不吃早餐要根据你自己的情况而定。不过，未成年人、重度糖尿病患者、早上容易有饥饿感的人、容易出现低血糖的人、各种炎症患者、营养摄入不足的体弱者，这些人都应吃早餐。

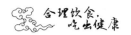

晚餐与疾病有什么关系?

晚餐与肥胖　晚餐吃得过饱，血糖、血中氨基酸及脂肪酸的浓度就会增高，从而促使胰岛素大量分泌。因为人们在晚上一般活动量较少，热能消耗很低，多余的热量在胰岛素的作用下大量合成脂肪，使人逐渐发胖。因此，中老年人晚餐宜清淡，量要少，摄入热量不宜超过全天总热量的30%，这对于防止和控制发胖有益。

晚餐与结石　在睡眠状态下血液流速变慢，小便排泄也随之减少，食物中含的钙除一部分被肠壁吸收利用外，多余的钙全部从尿液中排出。人体排尿高峰一般在饭后 4 ~ 5 小时，而晚餐吃得过晚，人们大都不再进行活动就上床睡觉，排尿高峰便在零点以后，此时人睡得正香，晚餐后产生的高浓度的钙盐与尿液在尿道中滞留，不能及时排出体外，与尿酸结合生成草酸钙，当其浓度较高时，在正常体温下可析出结晶并沉淀、积聚，形成结石。因此，除多饮水外，应早一点进食晚餐，使进食后的排泄高峰提前，最好排一次尿后再睡觉。

晚餐与高血压　如果晚餐进食肉类食物过多，不但会增加胃肠负担，而且由于晚间血液流动较慢，会使大量血脂沉积在血管壁上，容易引起动脉粥样硬化，使人患高血压。晚餐经常荤食者其血脂比经常食素的人一般要高 2 ~ 3 倍，患高血脂、高血压的人，如果晚餐经常吃荤，等于火上浇油。

晚餐与冠心病　晚餐摄入大量的高蛋白、高脂肪、高能量食物，会使血脂的凝固性增强，极易沉积在血管壁上，促使动脉硬化和血栓的形成，又可导致肝脏制造更多的低密度和极低密度脂蛋白，把过多的胆固醇运载到动脉壁堆积起来，成为诱发动脉硬化和冠心病的一大原因。

晚餐与糖尿病　随着年龄增长，人体处理糖的能力下降。如果每天的热量供应集中在晚餐，反复刺激胰岛素分泌，会加速糖耐量的降低，往往造成胰岛细胞提前衰竭，加重胰岛负担，促使胰腺衰老，最终发生糖尿病。而糖尿病和血管病变互为因果，形成恶性循环。

晚餐与肠癌　晚餐太饱、太丰盛，消化液分泌供不应求，食物停滞于肠道，一部分蛋白质不能消化，还有小部分消化产物不能吸收。高蛋白食物在肠道内受到厌氧菌的作用，会产生胺、酚、氮、甲基吲哚等有害物质可直接刺激肠壁，还可进入血液，损害心、肝、肾、脑等重要器官。睡眠时肠蠕动减慢，相对延长了这些有毒物质在肠腔内停留的时间，而且胆汁酸在肠道细菌的作用下，还会生成脱氧胆酸等致癌物质，是恶性肿瘤尤其是结肠癌的重要诱发因素。

晚餐与猝死　晚餐过好、过饱，如果很快就上床睡觉，充盈的胃肠可压迫肝、胰、胆等消化器官，大量脂肪的消化需要胆分泌大量胆汁，这很容易引发胆囊炎，甚至会诱发更危险的胰腺炎等，有的甚至在睡梦中突然发生休克甚至死亡。如果胆道口壶腹部原有结石嵌顿、蛔虫梗阻以及慢性胆道感染等，再加上饮酒过多，则更容易诱发急性胰腺炎而猝死。

晚餐与多梦　中医认为"胃不和则卧不安"，如果晚餐过饱，消化不好，必然会造成胃肠负担过重，鼓胀的胃肠对周围器官造成压迫，胃肠、肝胆、胰等负担增大，其紧张工作的信息不断传向大脑，使大脑相应部位的细胞活跃起来，一旦兴奋的"波浪"扩散到大脑皮质的其他部位，就会导致睡眠质量下降，使人失眠、多梦、恶梦、感到疲劳，久而久之易引起神经功能失调等疾病。长期失眠、多梦的患者，不妨食少而精的晚餐，或许可以解除失眠、多梦的痛苦。

总之，晚餐宜少吃，且以易消化的清淡饮食为宜，尽量避免高蛋白、高油脂食物。中老年人如无明显饥饿感，其实可以不吃或只吃一些水果亦可。

主食太少对健康有没有危害？

用谷物加工而来的主食是东方人膳食结构的根基，是保证植物性食物为主这一合理膳食结构的基础，这种膳食结构被国际营养学界普遍推崇。主食所含碳水化合物是人体最直接、最快捷、最主要、最环保的能源，明显优于脂肪和蛋白质产生的能量。此外，主食还是 B 族维生素和蛋白质的重要来源。吃主食不但是为了给身体提供健康的能源，还是避免肉类、蛋类等食物过多，从而保持膳食结构平衡的重要手段。

现代营养学认为，人体能量的三大来源碳水化合物、脂肪、蛋白质的科学配方比应当是：碳水化合物不应低于 55%，脂肪不应高于 30%，蛋白质应占 15% 左右。碳水化合物是人体不可缺少的能量，其中葡萄糖是大脑的能量来源，是机体一些重要物质的原料，包括细胞膜与神经组织中的糖脂，作为抗体、酶和激素组成成分的糖蛋白，作为核酸成分的核糖及脱氧核糖，是参与营养代谢不可缺少的营养素，可节省蛋白质消耗，利于氮储留，参与脂肪代谢。此外，碳水化合物还具有解毒和增强肠道功能的作用。

从人体的物质结构来说，人体以及身上的器官 99% 是由水组成的，碳水化合物正是我们身体所需的主要原料。在合理的饮食中，我们一天所需的总热能 50% ~ 60% 来自于碳水化合物。米饭比鱼肉要容易消化，也有着其他营养成分不可代替的必需性。米饭本身有着清淡的香气，我们一辈子吃米饭都不厌，但如果大鱼大肉连吃三天就要倒胃口，这是由我们的生理结构所决定的。鱼肉味重色重，并且重油，消化时间长，吃多了肠胃会产生极大的反感和刺激。过多或过量地摄取丰富的动物类菜肴，就会给肠胃造成极大的负担。

现代居民喜欢食用较多的动物性食物，在一些比较富裕的家庭中肉食多而主食消费下降，这种膳食提供的能量和脂肪过高，膳食纤维过低，隐藏着健康危机，不利于一些慢性病的预防。如碳水化合物不足，动物脂肪氧化不全会造成代谢紊乱，长期吃含有高蛋白、高脂肪、低纤维的菜肴，会使血液中积聚有毒的废物——酮，酮能引起恶心、疲劳以及损害脑部健康，所以对身体健康极其不利。而许多菜肴用油过多，油脂过多则热量过高，长期吃容易患高血压、心脑血管病和肥胖病。

不少节食、肥胖人士，注重自己身材的女性，某些患者为了减肥或疗疾，用蔬菜水果代替主食，多吃菜，少吃饭，编者认为在短时间内是可以的，但要注意是吃什么水果，而且应在专业人员指导下根据各人的具体情况来操作，因为人类最先就是吃蔬菜水果过活的。但现代社会如长期如此则不科学，营养学家也不赞成，因为蔬菜水果提供的营养与主食有很大的差异，相互之间不可代替。米饭以及面食的主要成分是碳水化合物，它是既经济又能直接转化的热量营养。谷类食物含有的碳水化合物，除为人体提供能量外，还是 B 族维生素的主要来源。主食地位的改变，不仅能量不够，而且容易导致 B 族维生素缺乏。

主食与副食要科学合理地搭配，每天所吃的米饭、面食及蔬菜、荤菜和水果中，主食要占绝对的比重。每个人所处的生长阶段不同，主副食搭配比例是有其年龄特点的，而青少年正在长身体和骨骼，活动量也大，不能偏爱副食、少主食。老年人主、副食搭配的比例就不同于青少年。但是请记住，我们的祖先是靠食用水果蔬菜生存下来的，所以作者认为现代人（主要是特殊人群）短时间内以水果蔬菜为主，减少主食对健康没多大影响，只是不宜长期如此，在后面的章节中会有这方面的论述。

吃鸡蛋有什么学问？

鸡蛋含丰富的维生素和促进生长发育所需要的全部必需氨基酸，一个受过精的鸡蛋，在温度、湿度合适的条件下，不需要从外界补充任何养料，就能孵出一只小鸡。鸡蛋是铁、钙、磷、钾等多种微量元素、多种矿物质、维生素 A、维生素 E 及大部分 B 族维生素的较好来源。鸡蛋不但是家庭中理想的副食品，也是孕妇、乳母、年老体弱者以及青少年儿童的优质滋补品。李时珍在《本草纲目》中指出，鸡蛋蛋清性微寒，蛋黄性微温；蛋清能清热，蛋黄能补血，其功效媲美阿胶。

据研究，每 100 克鸡蛋（去壳）中含蛋白质 14.7 克、脂肪 11.6 克、碳水化合物 1.6 克、热能 72 千卡、胆固醇 0.6 克、钙 55 毫克、磷 210 毫克、铁 2.7 毫克、维生素 A1440 国际单位、硫胺素 0.16 毫克、核黄素 0.31 毫克、尼克酸 0.1 毫克。鸡蛋中含有珍贵的卵磷脂，可以帮助脂类代谢，有助于降低血脂。蛋黄中的脂肪以单不饱和脂肪酸为主，其中一半以上正是橄榄油当中的主要成分——油酸，对预防心脏病有益。鸡蛋中还含有丰富的维生素 A、D、K 等。鸡蛋含有自然界中最优良的蛋白质，组成与人体最接近，吸收率要比牛奶、肉类或大豆都好，而卵白蛋白及卵黄磷蛋白都是蛋白质家族中的上品，卵球蛋白是婴幼儿生长发育的必需品。另外，鸡蛋中的铁、钙，还是造血、长骨的必需品。一个中等大小的鸡蛋平均约重50克，和50克瘦肉来比较，鸡蛋的蛋白质和脂肪的质量比瘦肉好，维生素的含量也较高。

鸡蛋吃法多种多样，就营养的吸收和消化率来讲，煮蛋为100%，嫩炸为98%，炒蛋为97%，老炸为81.1%，开水、牛奶冲蛋为92.5%，生吃为30% ~ 50%。鸡蛋很容易受到沙门氏菌和其他致病微生物感染，生食易发生消化系统疾病，生蛋清中含有机生物素蛋白和抗胰蛋白酶，它们妨碍蛋白质和生物素的分解和吸收，所以鸡蛋不宜用开水冲，更不应吃生。煮鸡蛋是最佳的吃法，对于儿童和老人来说，则是蒸蛋羹、蛋花汤最适合，因为这两种做法能使蛋白质松解，极易被消化吸收。鸡蛋中维生素C含量不高，所以吃鸡蛋时要辅以适量的蔬菜。

按人体对蛋白质的消化、吸收来看，每日最多只能吃2个鸡蛋，若吃鸡蛋过多，会增加消化系统的负担，在肠道中造成异常分解，产生大量的氨，一旦氨溶于血液之中，则对人体有害。有时未完全消化的蛋白质在肠道中腐败，分解产生羟、酚、吲哚等，会增加肝、肾负担，严重者会出现"蛋白质中毒综合征"。

一般情况下，老年人每天吃1个鸡蛋为宜。中青年人、从事脑力劳动或轻体力劳动者，每天可吃2个鸡蛋。从事重体力劳动，消耗营养较多者，每天可吃2 ~ 3个鸡蛋。少年儿童由于长身体，代谢快，每天也可吃2 ~ 3个鸡蛋。孕妇、产妇、乳母、身体虚弱者，以及进行大手术后恢复期的病人，需要多增加优良蛋白质，但胃肠功能较差，吸收有限，如吃鸡蛋过多就会出现副作用，诸如腹部胀闷、头晕目眩、四肢乏力，严重者还可导致昏迷。产妇每天吃3 ~ 4

个鸡蛋就足够了，但在食用上述量的鸡蛋时，就不要再食用其他动物类食品了。

总之，鸡蛋为人们提供了一种极为平衡的营养来源，但单一饮食所含营养物质的种类毕竟是有限的，我们所需的营养素不只是依靠几个鸡蛋，还需要其他食物，过多食用鸡蛋而忽略其他营养素的摄入，可引起消化功能紊乱和身体的生理机能失调，且鸡蛋是酸性食物（低能量食物），不宜多吃，吃蛋的时候就不要再吃其他肉食。

不吃鸡蛋就能降低胆固醇吗？

胆固醇是人体内必不可少的营养成分，胆固醇代谢失常时，可形成动脉粥样硬化，导致冠心病、脑血管病，并可患胆结石症，所以近年来不少人对胆固醇产生了畏惧心理。鸡蛋蛋黄中的确含有许多胆固醇，许多人就把鸡蛋等同于胆固醇，认为吃鸡蛋可使血脂增高，因此不敢吃鸡蛋，或者在吃鸡蛋时，把蛋黄去掉。其实胆固醇并不是健康杀手，在正常情况下，它是人体不可缺少的营养素，是构成细胞的基本材料之一，而且能合成几种重要的激素，在体内还能转变成维生素 D_3。体内胆固醇的含量不受鸡蛋胆固醇的影响，人们每天自身合成的胆固醇几乎达 1 000 毫克，远比食物摄入的多。

血浆里胆固醇的来源有外源性和内源性两种，有 1/3 是从膳食中来的（外源性），另 2/3 是内源性的，肝脏自身合成。所有肉、蛋、动物脂肪都含有胆固醇，估计每天大约吃进 500 毫克，如果动物性食物吃得少还达不到这个数。体内每天合成 1.0 ~ 1.5 克，这远比从食物吃进去的多，所以体内的胆固醇大部分是身体自制的，即使食物中完全不含胆固醇，肝脏也会自行合成。在正常情况下，身体有自动调节的能力，即吃进去的胆固醇多，体内合成的数量就少，吃进去的少，体内合成的就多。

此外蛋黄里还含有丰富的卵磷脂，是一种强乳化剂，它可使血液中的胆固醇和脂肪颗粒变小，乳化成为悬浮于血液中的细微粒子，从而妨碍胆固醇和脂肪在血管壁的沉积，透过血管壁为身体组织所利用，不会增加血浆胆固醇。鸡蛋中的胆固醇与蛋白质结合在一起，可形成一种脂蛋白，按颗粒大小，可分为超低密度脂蛋白、低密度脂蛋白和高密度脂蛋白。前两种可沉积于血管壁上，后一种却有清除血管壁上胆固醇的作用。所以，鸡蛋中的胆固醇成分本身就可以互相抵消。

总的来说，血中的胆固醇低比高好，每日膳食胆固醇摄入量控制在300毫克以下是必要的。食物中的胆固醇主要在肉类里面，如果吃了1个鸡蛋，就应该限制其他肉食，胆固醇就不会超标，要是多吃了一个鸡蛋，就必须多吃蔬菜和水果、全麦、低脂肪制品。

各种血管疾病的发生，主要是人体功能障碍所致，造成血液中胆固醇含量增高的原因绝不仅仅是因为每天吃1个鸡蛋，而是由于体内胆固醇代谢失调。对于血脂异常的人来说，周密计划的膳食，加上体育锻炼和避免过多的应激反应，才是预防心脑血管疾病的最佳措施。

低盐饮食一定有益健康吗？

食盐的主要成分是氯化钠，进入人体后变成钠离子和氯离子被吸收入血。钠是维持人体渗透压的主要电解质，钠严重不足，会使血浆渗透压降低，发生水肿、胸腔和心包积液等。体液增加会出现肺水肿、心力衰竭。钠摄入过多,会使血浆渗透压升高,水会由细胞内通过细胞膜进入血液中,发生细胞内脱水,出现口渴、昏迷、抽搐等症状,同样会危及生命。

人体内的钠一般从食物、饮水和食盐中获得,平时所吃粮食、肉蛋和蔬菜等各种食物,都含有钠盐,水中也会含钠,但单从食物和饮水中获得的钠还不能满足人体需要,因此需要从食品中额外增加食盐,以满足人体对钠的需要。

盐摄入过多造成水、钠在体内的潴留,是高血压病的危险因素之一。我国北方居民的口味比较咸,食盐摄入量较多,因此北方地区高血压的发病率比南方高。膳食钠的来源除食盐外还包括酱油、咸菜、味精等高钠食品及含钠的加工食品等。患肾炎、肾盂肾炎、心力衰竭、肝硬化和严重营养不良等疾病时,应慎重用盐或忌盐。世界卫生组织建议每人每日食盐用量以不超过 6 克为宜(约相当于成人拇指盖大小的小汤勺一平勺),而我国居民的平均日摄入量约为 12 克,远远超出建议量,全国居民尤其是北方居民应改变吃盐太多的习惯。

我们所说的少食盐,是针对明显超过正常需要量而言的,并非越少越好,因为食盐的摄入量对中老年人的血压有明显的影响,与高血压发病呈正相关,但对心血管病的发病率并无明显的影响。已患高血压的病人每日食盐量不超过 3 克为宜。食盐摄入量较多的人,高血压的发病明显增多,而食盐摄入量低的人,虽然其血压不一定高,但仍然可以患动脉硬化和冠心病。据研究,食盐摄入量少的人发生心肌梗死的比率比食盐摄入多的人多 4 倍。

所以,低盐饮食并不一定有益于健康,不是所有的人都需要低盐饮食。是否需要低盐饮食,应视自己的健康状态而定,有肾脏疾病、高血压、心脏病和慢性胃病者，低盐饮食是非常有益的。除此之外，对于一般人来说，不必刻意限制食盐的摄入量。

对于口味重的人来说，要想改变嗜盐习惯较为困难，最现实的办法是做菜时不加盐，吃时现加盐，这样盐只附在食物表面而未渗到食物内部，入口咸味虽然与平时一样，但实际吃盐量却已明显减少。

吃饭喝汤对健康有好处吗？

吃饭的时候，食物经由口腔、咽喉、食道到胃，好比经过一条通道。吃饭前先喝几口菜汤，给这条通道先润一润，使进食时食物能顺利下咽，促进消化腺分泌，防止干硬食物刺激消化道黏膜，起到开胃的作用。胃的容量是有限的，喝了汤，胃的容量已经占去了一部分，再吃东西的时候自然就吃得少了点，主食减少了，就不易肥胖。饭前喝汤，脑干食欲中枢的兴奋性就会降低，食欲就减少了。如果饭前不能喝汤，吃饭时不时进点汤水也有助于食物的稀释和搅拌，从而有益于胃肠对食物的消化和吸收。或者饭前吃水果也行，饭后也应喝点汤，因为汤里面含有人体所需要的甜菜碱，甜菜碱是水溶性营养素，在烹制蔬菜的过程中，蔬菜中的甜菜碱会随细胞受热膨胀破裂而进入菜汁。甜菜碱能够预防疾病，有益健康，一是调节细胞里的水分，使细胞的体积和功能保持正常；二是提供甲基，如果食物里甲基含量不足，体内蛋氨酸循环就会受阻，引起多种慢性病。增加含甜菜碱丰富的食品的摄入量，能使由同型半胱氨酸血症引发的多种病症得到缓解，降低发生心血管病的风险。

若饭前不喝汤，吃饭时也不进汤水，则饭后会因胃液的大量分泌使体液丧失过多而产生口渴，这时才喝水，反而会冲淡胃液，影响食物的吸收和消化。进汤时间以饭前5分钟左右为好。养成饭前和吃饭时不断进点汤水的习惯，还可以减少食道炎、胃炎等疾病的发生。那些常喝各种汤、粥、豆浆的人，消化道也最易保持健康状态。饭前喝汤并不是说喝得越多越好，一般情况下，中晚餐前以半碗汤为宜，而早餐前可适当多些，这是因为一夜睡眠后，人体水分损失较多。我国居民尤其是南方的居民在吃饭的过程中历来有喝菜汤的习惯，这是比较科学的。

如果饭后喝汤就不能喝多了，因为已经吃饱了，胃已经被主食及各种菜类充满，再喝较多的汤反而把胃撑得更大了，不仅不利于消化，反而加重了胃的负担，如果经常如此，就容易患胃病，吸收了也容易发胖。饭后不应再吃太多水果也是这个道理。

吃饭时喝汤与汤泡饭是两回事。人体在消化食物中，需咀嚼较长时间，唾液分泌量也较多，这样有利于润滑和吞咽食物；汤与饭混在一起吃，食物在口腔中没有被嚼烂，就与汤一道进了胃里，造成消化困难、食欲不好，这不仅使人食不知味，而且舌头上的味觉神经没有得到充分刺激，胃和胰脏产生的消化液不多，并且还被汤冲淡，吃下去的食物不能得到很好地消化吸收。经常汤泡饭吃，对健康可能无益，时间长了有得胃病的可能。

为什么说酸性体质是百病之源？

酸碱平衡是保障人体健康的必要条件，在生命长期的进化过程中，人体形成了较为稳定的呈微碱性的内环境，pH值（酸碱度）在7.35～7.45，人的细胞活动必须在这个环境中进行。pH值高于7.45称为碱中毒，低于7.35称为酸中毒，一旦下降到7.20，人就会昏迷，下降到 6.80，人就会死亡。血液的酸碱度下降到 7.35，称为"酸性体质"。

在弱碱性体液环境中，体细胞和免疫细胞的活性最强，能够吞噬和消灭癌细胞，而在酸性体液环境中，免疫细胞的吞噬及识别功能下降。血液呈碱性就清洁，循环快，使人身体清爽，精力充沛，富于耐力，思维敏捷，患感冒与过敏的情况也比较少，而且长寿。酸性血液混浊，黏性高，流动慢，容易沉淀粘附在血管壁上，从而产生疾病。当人体体质为弱碱性时，身体会感觉良好；相反则常有一种疲倦感，时时觉得不舒服。酸性食物（如肉食）进食过多会使血液偏酸，导致酸性体质，细胞的功能就会减弱，新陈代谢就会减慢，废物就不易排出，肾脏、肝脏的负担就会加大，使免疫能力下降，影响健康，轻者常感到身体疲乏无力、思维迟钝、记忆力减退、腰酸腿痛、头昏失眠、腹泻或大便秘结，这就是所谓的"亚健康"状态，重者血酸升高，导致酸中毒，引发多种疾病，如肥胖症、痛风、糖尿病、高血压、高血脂、冠心病、骨质疏松、肿瘤等。

现代人由于较多肉食、油脂等饮食习惯，随着体内外环境的变化，人们的体质容易偏酸。在生活水平较高的大城市里，80% 以上的人体液 pH 值经常处于较低的一端，使身体呈不健康的酸性体质。现代医学研究证明，据统计有 61.8% 的疾病如高血压、糖尿病、心脑血管疾病、肿瘤等，都与体液的酸化有关。日本著名医学博士柳泽文正曾做过一个实验：从 100 个癌症患者中抽血检查，结果血液全部呈酸性，也就是酸性体质。85% 的痛风、高血压、高脂血症患者，也都是酸性体质，所以说人体的酸性化是百病之源。酸性体质不但影响成人的健康，还会影响孩子的智力。英国牛津大学曾经对 42 位儿童做过跟踪调查，结果发现孩子的大脑皮层的碱性越强智商越高，反之则智商越低。

人体体液的酸化过程就是人体逐渐衰老的过程、病变的过程，虽然人体通过呼吸系统、肝肾等器官进行排泄，但随着年龄的增长，各种排泄功能会不断下降，这是不可逆转的规律，造成体内酸性废物的大量积累，从而产生疾病。

最直接的排酸方法就是运动，使身体大量出汗，带走体内大量的酸性物质，调整酸碱平衡。此外是多补充碱性物质，如蔬菜、水果、茶、醋、弱碱性饮用水等，少吃酸性食物。

为什么会出现酸性体质？

科学家们认为，人类之所以短寿，除了天灾人祸以外，最重要的原因是人体内的酸性废物累积过多。当酸性物质在体内越来越多时，超过了人体自身的调节能力，或人体对酸碱平衡的调节能力受到影响时，人体的内环境就变成了酸性体质，量变引起质变，质变的结果就是出现疾病。

我们在吃饱喝足时却忽略了合理的饮食结构，一些美味佳肴就悄悄地改变了我们身体的 pH 值，这些酸性食物成为我们的主食，酸性体质也就不知不觉地形成了。

人体每天摄入酸性及碱性食物，它们经过人体的分解，则会在我们的体液（血液、尿液、组织液）中产生很多酸性和碱性的物质。我们每天从外界摄取的食物和新陈代谢过程中所产生的代谢产物，有些是酸性，有些是碱性，这是体内酸性或碱性物质的主要来源。在新陈代谢过程中，碳水化合物、脂肪和蛋白质代谢的最终产物之一是二氧化碳，二氧化碳进入血液与水形成碳酸，这是体内产生最多的酸性物质。

产生酸性体质的因素主要有：营养过剩、缺乏运动、不良生活方式（压力过大、长期熬夜、抽烟喝酒、不良情绪）和环境污染（空气和水质）四大因素。其中最主要的因素还是营养过剩，人体摄入过多的酸性食物如高脂肪、高蛋白、高热量食物，其酸性分解产物无法全部排出体外，导致体液酸化，如蛋白质分解出尿酸，脂肪分解出乙酰乙酸，糖类分解出丙酮酸、乳酸等，导致酸碱失衡，因为蛋白质、脂肪、糖都是酸性食物。酸性物质污染体液，细胞就会受到破坏而无法生存，人就会产生多种疾病。现代人吃的肉类食物比较多，而肉类都是酸性食物。体内的酸性产物通过血液流经肾脏排泄，现在很多人尿酸偏高，说明肾功能已经受损，排酸能力下降，如不改善将会引发痛风，所以要尽早控制饮食，改善肾功能。工业污染、水质污染，使人的呼吸、喝水都受到严重影响，酸性物质从呼吸道、食道进入体内，形成酸毒。

在新陈代谢过程中产生的大量酸性物质，都被血液中的缓冲物质所中和，不致于使人体内部环境呈酸性，但有时也可造成紊乱。随着体外环境污染、不正常的生活及饮食习惯，我们的体质逐渐转为酸性。在现实生活中，酸碱平衡失调的问题十分突出，应该引起高度重视。多食肉类，蛋白质、脂肪在人体内分解时，产生硫酸、乳酸、尿酸等多种酸性物质，久而久之，则血液必呈酸性。

我们的食物可以分成两类：一是碱性食物，二是酸性食物。这里所说的酸碱，不是指食物的味道，而是指其代谢物的酸碱性。具有酸味的食品不一定是酸性食品，橘子虽然味酸，但它含有较为丰富的钾，所以不是酸性食品，而是碱性食品。醋的味道是酸的，一些人把醋当成酸性食物，这是错误的。

另外，电磁波辐射的影响、药物污染、化学品污染等也可导致酸性体质。

酸碱性食品有哪些？

食品按其元素成分，可分为碱性、中性和酸性食品三大类。所谓食物的酸碱性，是指食物中的无机盐属于酸性还是属于碱性。含磷、氯、硫、碳等元素的食品一般为酸性食品，如富含糖类、蛋白质和脂肪的精面粉、各种肉类、蛋、鱼、动物脂肪和植物油、精加工的白米、酒类、糖类、牛奶、碳酸饮料、甜食等碳水化合物类食物，在体内氧化分解的最终产物是二氧化碳和水，二者结合就会形成酸性的代谢物，所以这些食品属于酸性。含钾、钠、钙、镁等元素多的食品一般为碱性食品，如食用菌、蔬菜、瓜果、粗粮杂粮、豆制品、碱性饮料、海藻类等食物，它们含有较多的金属元素，在人体内进行分解代谢后会生成碱性氧化物，使血液呈碱性，属于碱性食物，进食量应占膳食总量的61.8%。过去农村在炖肉时，常加入萝卜、陈皮或竹笋等，这是很有道理的，可缓解肉食之毒。

强酸性　蛋黄、乳酪、白糖、西点、乌鱼子、金枪鱼、比目鱼、柴鱼等。

中酸性　马肉、牛肉、猪肉、鸡鸭肉、鲔鱼、鳗鱼、啤酒、白酒类、油炸豆腐、面包、油、饼干、奶油等。

弱酸性　火腿、鸡蛋白、精白米、白面、花生、章鱼、泥鳅、龙虾、鱿鱼、豌豆、河鱼、巧克力、葱等。

弱碱性　红豆、苹果、甘蓝菜、洋葱、豆腐、马铃薯、卷心菜、笋、食用菌类、油菜、南瓜、梨、樱桃、玉米、小米、小麦、高粱等。

中碱性　萝卜、大豆、胡萝卜、番茄、香蕉、柑橘类、番瓜、草莓、梅干、柠檬、菠菜等。

强碱性　葡萄、茶叶、海带、葡萄干、葡萄酒、天然绿藻、苦瓜、黄瓜、萝卜干、芋头、红薯、柿子、无花果等。

在日常饮食中，人们常食肉类、精米精面、油盐较重、油炸食品等，因此酸的来源一般都超过碱的来源。所以，我们在日常膳食中应该酸碱均衡，多食蔬菜和水果，少吃肉类，以维持体内的酸碱平衡，酸性食物就会被迅速中和成无毒的化合物排出体外，使血液保持正常的微碱性状态，保障身体健康。但蔬菜和水果中的碱是无机碱，不稳定，易排泄，只能起到短时间的维护作用，如果只是短时间吃对于改善酸性体质帮助不大，故必须长期吃和大量吃。

要改善酸碱失衡状态还得从食物的酸碱性搭配上着手，严格控制酸性食物的摄入，从源头上堵住促成酸性体质的条件，并且改掉生活中的不良习惯，养成健康的饮食习惯，这才是远离酸性体质达到人体酸碱平衡的有效途径。

非健康食物有哪几类？

食品安全影响人们的健康，越来越受到人们的重视，非健康食品也就引起了人们广泛的注意。只有热量，营养素极少，还可能伤害人体的食物，现代营养学称之为非健康食品，大致可分为如下几类。

油炸类　油炸食物时对营养素破坏极大，使蛋白质变性，而且过度加热的油会产生过氧化脂，过氧化脂是一种有害物质，再次污染食品。不合理煎炸、用油可使食物中含有杂环胺类化合物等有害物质及苯并芘等致癌物质，煎、炸、烤时温度越高，产生的杂环胺类化合物越多。此外，过多油脂的摄入，会增加热量，使体重增加，导致心血管疾病、癌症等。

腌制类食品　腌制类食品分为发酵性与非发酵性两类，非发酵性的包括咸菜、酱菜，发酵性的有榨菜、泡菜、腌的鸡鸭蛋、咸鱼等，因盐分过高，增加肾脏负担，影响黏膜系统，易产生溃疡、高血压和鼻咽癌，里面还有亚硝酸盐等物质，易在体内合成致癌物。

肉类加工食品　肉干（牛肉干）、鱼干、肉松、香肠、烤鱼片等，这些都是劣质蛋白，大量的防腐剂加重肝脏的负担，并含三大致癌物质之一亚硝酸盐。

烟熏类、烧烤类食品　食物在熏制过程中，燃料燃烧时产生具有强烈致癌性的苯并芘，如电烤箱熏肉时，每千克肉可含23微克苯并芘，而明火上熏制的肉中含量高达107微克。喜食熏烤食品地区的居民胃癌、肠癌的发病率比其他地区居民高。烤鸡翅等烧烤类含大量三大致癌物质之首三苯四丙吡，产生大量自由基，导致蛋白质炭化变性，加重肝肾负担。

汽水（碳酸饮料）及可乐类　都是酸性食物，过多喝碳酸饮料使儿童发育不良、易骨折、学习障碍、多动症、牙齿易坏。可口可乐是强酸，喝了后人体要动用大量的钙质来平衡体质，所以被营养学家称为"化骨水"，且其含糖量过高，有气体，没有什么营养价值，喝后有饱胀感，还影响正餐，导致许多儿童不好好吃饭。而且，这种饮料很可能还含有其他不为人知的不健康因素。

方便面类食品（主要指速食面和膨化食品）　防腐剂和香精严重超标，且盐分过高，过多食用方便面会加重肝脏负担。而且加工时多是油炸，热量高，其他营养素较少，长期食用会导致营养不良，后面有专文论述。

罐头食物（包括鱼肉类和水果类） 产生大量酸毒和自由基，营养素破坏严重，蛋白质变性，热量多而营养成分低，与包装物中铝锡接触易污染，易患老年痴呆症。目前，大多数的罐装或袋装食品是在损坏食物的生物活性的前提下，采用各种食品添加剂、防腐剂来达到保鲜防腐的目的，其部分营养成分在加工的过程中损失很大。

果脯类、膨化食品、饼干（不含低温烘烤和全麦饼干）等 香精、色素过多，严重破坏维生素，对肝脏功能造成负担，且含三大致癌物质之一——亚硝酸盐。这些东西只有热量和添加剂，营养成分很低。

冷冻甜品类 冷冻甜品类食品（冰激淋、冰棒和各种雪糕）的主要危害是奶油较多，极易引起肥胖，且含糖量过高，影响正餐。

糖果及含糖饮料类 糖果中含有铝等重金属，不易排出体外，易得老年痴呆和关节炎等，摄糖过多还会加重胰腺负担，损害胰岛功能。过多饮用含糖饮料，除了能增加热量、体重，导致儿童龋齿外，还会增加 B 族维生素的消耗，导致体内维生素不足，使营养素的摄入不均衡，影响食物的消化吸收。

非法加工的豆类食品 本来豆制品是很好的，但豆腐干、臭豆腐、各种豆浆，加工时有可能使用变质的豆类，甚至用不洁物品（如网上有爆料臭豆腐竟然用的是粪水！）加工的，加工后看不出来，里面有一种黄霉菌素，以及使用添加剂等，对人体有害。

此外，现代饲料喂养的肉类禽蛋，含有激素、生长素、抗生素等，以及使用催长素、农药的蔬菜水果，污染的海鲜等等，这类食物的害处举世皆知，都属于不健康食品。

非健康食品就是其营养素单一和不足，虽然没有什么好处，但它方便，味道还吸引人，所以现代社会，一个人要想完全不食用非健康食品几乎是不可能的，偶食无妨，因为人体本身有排毒功能，少量的毒素会排泄出去。特别是在食物短缺的情况下，短时间食用一些非健康食品，至少能充饥延命，但应尽量少食用。中国西南一带的山区居民，以前吃的是腊肉（这是烟熏食品），属于典型的非健康食品，现代营养学是绝对不赞成食用的，美国及中国大城市的居民是不吃的，他们要吃新鲜肉，但是，中国山区居民的慢性疾病是不是就比美国及中国大城市的居民多呢？不一定！为什么？这就是食物量的问题，因为西南山区的居民并不是天天吃腊肉，而且一年四季总的食肉量很少。

西式快餐有什么特点？

西式快餐（中国人称为"洋快餐"）在欧美举步维艰面临倒闭，而在进入中国后却得到高速膨胀发展，赢得了广大消费者特别是青少年的喜爱，成为西式快餐在全球的第二大市场，而且还受到一些营养专业人士的吹捧。截至 2014 年 5 月底，肯德基已在超过 950 个城市和乡镇开设了近一万家连锁餐厅，遍及中国大陆除西藏以外的所有省、自治区和直辖市，是中国目前规模最大、发展最快的快餐连锁企业，肯德基和麦当劳几乎占据了中国一半的快餐市场，稳居中国餐饮业营业额前两名。但西式快餐营养不均衡，具有"三高"（高热量、高脂肪、高蛋白质）和"三低"（低矿物质、低维生素、低膳食纤维）的特点，这样的饮食结构在营养学上是绝对不合理的，国际营养学界公认西式快餐为"不健康食品"或"能量炸弹"。西式快餐可粗略分为 3 类：

一是主餐类，包括各种方便面、汉堡包、焙烤食品（面包）、速冻食品、炸鸡块、牛肉片、火腿肠等。

二是饮料类，包括啤酒、汽水、可乐、果汁、速溶咖啡等。

三是小吃类，包括炸薯条、色拉、虾片、果仁、冰激淋及其他油炸膨化食品。在西式快餐里面，主食以高蛋白高脂肪高热量为特点，小吃和饮料则以高糖、高盐和多味精为主，而人体所需的维生素、矿物质、纤维素则很少。

西式快餐最大缺点是肉量多，蔬菜太少，汉堡包中含有大量奶油，只夹了一两片蔬菜，因此脂肪含量非常高，维生素含量极低。西式快餐的饮料中含大量糖分，油炸马铃薯制成的"炸薯条"不仅破坏了维生素，还大大增加了热量。一顿"西式快餐"能提供每个人约一天需要的热量和脂肪，高热量摄入会诱发肥胖。

炸薯条之类的炸烤食品是导致心血管疾病的元凶。炸薯条属于高脂肪食品，土豆原本脂肪含量小于1%，但因土豆膨胀性大，油炸时油脂大量进入土豆内，脂肪含量可达40%左右。油炸还破坏食物的维生素，使蛋白质变性，西式快餐中，虾片、炸薯条、羊肉串、鸡块等小吃，基本上都是油炸食品，经过高温油炸后，维生素已所剩无几。

研究表明，汉堡包、炸薯条、炸土豆片等可引起进食者内分泌系统发生变化，使食用者上瘾，导致难以控制进食量，长期食用"西式快餐"极易诱发肥胖。研究还发现汉堡包、炸薯条、炸薯片、薄脆饼、烤猪肉、水果甜品上的棕色脆皮、饼干、蛋糕等食品中含有大量丙烯酰胺。丙烯酰胺是富含碳水化合物的食品经高温煎炸、烘焙或烘烤后所产生的自然副产品。在炸鸡和炸鸡块中，也发现含有丙烯酰胺。丙烯酰胺可导致基因突变，会损害中枢和周围神经系统，诱发良性或恶性肿瘤，这一发现解释了西方国家肿瘤高发的原因。世界卫生组织规定，每千克食品中丙烯酰胺不得超过1毫克，但目前麦当劳、肯德基等出售的薯条中丙烯酰胺的含量高出该标准约100倍，一包普通的炸薯片超标约500倍，面包、蛋糕和饼干中丙烯酰胺的含量也都超标。以肉类和油炸食品为主的洋快餐具有很强的成瘾性，可以损害儿童智力，诱发早熟、肥胖、肿瘤等各种慢性病。

世界卫生组织宣布：西式快餐含有大量的丙烯酰胺，丙烯酰胺属于致癌物，可以导致基因突变，损害中枢神经。制作西式快餐用的油38%的成分属于"反式脂肪酸"，长期食用反式脂肪酸会破坏人类正常的内分泌系统，造成各种慢性病。更有研究说，1个炸鸡腿等于60支香烟的毒性！美国国会议员、消费者协会和家长们呼吁把西式快餐赶出校园，一些欧洲国家的城市条文规定，不允许西式快餐店开在城市中心地区。

长期吃西式快餐有什么危害？

西式快餐供给的热量大大超过人体的需求量，使人发胖。这种食品的危险在于高热量的油炸、焙烤食品脂肪含量很高，大大超过了成人一天所需的脂肪量，过多的脂肪就成为皮下脂肪或成为血管内和血管壁上的胆固醇。另外，由于摄入这类高热量高蛋白和高脂肪食品，又加重了消化器官和肾脏的负担，使身体容易处于缺水状态，引起多种疾病。这些食品有几大害处，一是影响儿童正餐的口味和食欲，二是引发胖墩儿（成人长期偏食这类食品也会肥胖）和高血压，三是导致儿童行为异常，如多动和过度活跃。

对于儿童来说，西式快餐最直接的后果就是肥胖。儿童肥胖除影响小儿自身生长发育以外，极易发展为成人肥胖症。儿童肥胖还成为其成年后出现高血压、糖尿病、冠心病、胆结石、肾脏病、脂肪肝、猝死、乳腺癌、痛风等疾病的诱因。肥胖对儿童的心肺功能和有氧能力造成损伤，使儿童运动能力下降。营养过剩还使免疫细胞过早发育，促使中年时期细胞过早衰老，导致细胞免疫功能迅速降低。更为严重的是，由于肥胖儿童的大脑垂体细胞也逐渐被脂肪细胞所代替，由此而造成性激素分泌紊乱，可导致男孩女性化，女孩男性化，而这一人群成年后的性无能和生殖无能不仅会摧毁无数本该幸福的家庭，甚至可能成为一种社会问题。

加拿大的研究人员发现，高脂食品会损害孩子正在发育的神经通道，可能对孩子的大脑和思维素质造成永久性伤害。而且，肥胖还会造成儿童免疫功能下降，易生病；活动能力下降，人不灵活；并且使儿童的心理状态不佳，特别是学生很容易产生自卑心理。

另一方面，饮料也是催人肥胖的原因。比如迅速占领了中国消费市场的可乐，还有各种果汁、汽水，诱惑并控制了中国儿童以及成人的口味，成为大众型的饮料。而这些饮料中都加入了大量的香精、糖和人造色素，可口可乐是强酸——pH值只有2.2，含有大量磷酸、碳酸，在体内产生大量酸毒，酸化体质，带走体内大量的钙。甜筒等冷冻甜品类食品含糖、奶油，极易引起肥胖，含糖量过高也会影响正餐。长期吃西式快餐可使体液变为酸性，体内酸碱失衡而危及免疫系统。许多儿童之所以反复患上呼吸道感染，与爱吃甜食和喝含糖饮料过多密切相关。汉堡包、油炸土豆条等快餐可引起体内激素的变化，令人难以控制食量。西式快餐、各类零食、肉食、碳酸饮料已成为西方发达国家用来虚化中国下一代的工具！

更严重的是，这些食物都是强酸性食物，导致酸性废物在体内不断累积，吃多了形成酸性体质，损害肝肾功能，使脂肪难以排除而留在体内，造成肥胖。肥胖是高血压、糖尿病、冠心病、高血脂症等慢性病的重要危险因素，而西式快餐强酸性食物摄入过多是以上慢性病的直接成因之一。

中餐和西餐哪种营养更丰富？

从战国时代以来的数千年中，中国传统的饮食方式一直传承得很好，但随着对外开放，饮食文化也在不断地西方化，中餐和西餐是两个模糊的概念，中国人的膳食类型有 10 种以上，而且人们的饮食模式也在变。而西方的膳食模式也很多，像地中海沿岸国家的膳食模式就有不少地方与中国传统膳食相似。其实所谓西方，包括欧美发达国家，其膳食模式也在变，将所有的西式快餐都称为"不健康食品"是不公平的。

食品本身并没有好坏之分，西式快餐中的食品只要在食物品种上减少动物性食品，增加植物性食品，原料新鲜，符合卫生质量要求，在烹饪方法上，减少油炸，采用多种烤制和蒸煮的制作方法，并且注意均衡营养和品种搭配，同样也可以制作出健康营养而又美味可口的好食品。相反，传统的中式饮食中，如果煎炸的食品过多，也属于"不健康食品"。无论是中餐还是西餐，它们都各有各的特色，营养都不错，都有它合理可取的部分，也都有它不够完善的地方，适合于不同的人群，关键是看怎么调配，所以吃中餐或者吃西餐不是选择营养素补充食品的最大依据。

中国传统的膳食类型属于低饱和脂肪酸、低胆固醇、高钠、低钾、低钙和低动物蛋白质。对于心脑血管病来说，这种膳食模式既有保护作用，也有致命的缺陷。心血管病发病率的危险因素均是血压、胆固醇、高密度脂蛋白和体质指数的平均水平。与西方人相比，决定中国人群冠心病发病率稍低的膳食因素为较低的总脂肪、饱和脂肪、胆固醇等，是明显优于西方的合理膳食成分。而构成脑卒中高发的膳食因素，是高钠、低钾和低钙，主要与摄入蛋白质少有关，蛋白质摄入少在脑卒中发生中，已和血压、体重指数成为同等重要的危险因素。

中国的主食米饭、馒头、面条等都采用100℃左右的温度烹制，比烘烤的温度要低得多。中式菜肴爆炒时间短，瞬时的高温，使得食物内部的温度低。这种高低温结合的烹饪方式，在保证食物营养成分不受损失的同时，也满足了食物表面杀菌的需要。同时，低温烹饪减少了油脂的氧化，杜绝了丙烯酰胺类物质的产生，当然菜肴也特别好吃爽口。中美两国的研究人员共同进行的一些研究就证明，中国人的传统膳食优于欧美人的膳食，西式快餐是形成肥胖并诱发多种疾病的重要原因之一。所以，美国波士顿大学医学院教授威廉姆·坎内尔提出，中国应当控制美式快餐的迅速发展，而提倡相对有益于健康的中餐。

西方是现代环保的发源地，是宗教的笃信地，基督教虽允许吃肉，但总的理念是食物越简单越好，决不允许为了享受而大吃大喝。西方人在日常饮食中食肉量比中国大城市要少，西方饮食也有可取之处，比如蔬菜并不少见，而且是鲜生有营养，菜都少盐少油，即使有块肉鱼也是素素净净，奶油等调料是随取自放。

西方国家普遍认为中国的传统饮食比其他国家更健康，这是基于几十年前"瓜菜代"的基础，那时中国农民一年就吃几次肉，城市一个人一个月也就半斤肉，那时的中国人身材好，且癌症、高血压、糖尿病也相对较少，那时中国人的饮食跟现代中国城市绝对是两码事。现在中国餐馆里的情况恰好相反，已在朝不健康方向发展，典型的菜式往往重肉、重油、重盐、重糖，还会用大量味精等调料提味，以图吸引食客，很多菜都泡在油中，这样的中餐比西餐更差。

西方人的早餐一般是冷牛奶、玉米燕麦等谷物膨化片和面包片，再加上一杯纯果汁，咸肉片加鸡蛋那种英国式早餐已渐被抛弃。西方人的午餐可能最简单，一般是一块三明治和一杯咖啡，晚餐或是比萨或是意大利面条，最多有色拉和汤，吃大块牛排的已经少见。而现在的中国人则特重晚餐，一般大吃大喝都在晚餐。

倡导全社会吃少盐、少糖、少油、少肉的清淡营养食品，在合理营养的情况下享受美味，是抑制西式快餐的重要方法。想要健康的人，最重要的就是改变不健康的生活方式，在日常生活中我们应不偏食、不挑食、不暴饮暴食，少吃油腻、油炸食品，少吃或不吃甜食，要养成多吃水果和蔬菜的良好饮食习惯，使我们能够获得全面而均衡的营养。

为什么吃饭不要太教条？

吃饭不仅是关注食品的色、香、味，而且要吃得合理健康，除了获得营养外，也是一种生活享受。长期饮食不平衡对健康不利，但也没有必要把吃饭弄得太复杂，每天为吃饭而费尽心机。食物千种万样，人的情况也千差万别，各人有各人的看法和吃法习惯，饮食上不可能也不应该千篇一律，吃饭不要太教条，饮食上做到大致合理就行了。

什么叫大致合理呢？我们吃东西时基本上是靠感觉，比如做菜时放多少油盐、吃饭时装多少饭量，不可能用天平去称，吃的时候感觉合适，与标准量有些出入，比如说七八成饱就是靠感觉，这就叫大致合理。

我们上班族如果8点上班，那就可以在7点左右吃早餐，早餐的品种可以是中式的也可以是西式的。中国人一般早餐不会吃得很多，品种也较少，比较符合七八分饱的养生要求，但营养素比较单一。午餐则可根据中午休息时间的长短酌情安排，有条件的可以回家吃，可以自带午餐、叫外卖、吃食堂等，不方便者也可以吃一点方便面、方便粉或水果、馒头、包子、汤粉汤面之类，如果中午还不饿也可以不吃。因为中午休息的时间短，本人建议午餐尽量少吃，一定不要吃饱，要有点饿的感觉，而不是营养专家们说的"中餐要吃饱"。如果不是从事体力劳动，不是很饿的情况下中午也可以不吃，因为下午还要上班，如果中午吃得较饱，下午工作时就容易出现精力不足。如果中午已经饿了，下午还要干体力活，那中午也可以适当吃多一点。有的人易患低血糖，饿了就会出现低血糖症状，那午餐就应该吃。中午的食物总量不宜多，尽量做到主副食搭配。如果长期不吃午餐或不吃早餐，形成了一个饮食习惯，那生物钟到时就会起作用，在相应的时间段也不会觉得饥饿。

最理想的进食时间是怎样的呢？早上起床后运动片刻，8点左右进食早餐，下午2点左右进食中餐，傍晚6点左右进食晚餐或者喝一杯果汁，或吃一些水果，而且三餐都是七八分饱。但我们现在上班一族时间很紧，为了工作生活而奔忙，这样完美的进食时间有几人能做到呢？除非是不上班或已退休的人群，不仅如此，就是前面所言的一日三餐的分配方式，也很少有人能做得到。

一般来说，晚餐是现代中国居民一天中最主要的一餐，如果晚上时间充裕，又和家人在一起吃，气氛也比较轻松，那菜的品种就可以做得多一点，这样一天的营养素也就充足了。有人会问，你前面不是说"中餐要吃饱，晚餐要吃少"吗？是的，那是针对大众化的一般情况，具体到个人时，那是不能绝对化的，要灵活运用，具体情况具体安排，中餐和晚餐怎么吃还要看具体情况。如果中午吃得比较饱，下班后还不饿，晚上又没什么体力活动的话，晚餐自然要吃少或者不吃，或吃一些水果或喝杯果汁，或喝碗菜汤什么的都可以。但是许多人晚上还要干活甚至是体力活，10点了还没睡，或者午餐吃得又比较简单，甚至没有吃午餐，这种情况就不能教条地操作"晚餐要吃少"了，晚餐可以丰盛一些。所谓丰盛并不是说吃得很饱，而是品种、菜类可多些，吃的总量上仍然是七八分饱（特别是主食，蔬菜可以多一些）。如果中午不吃，只吃早餐和晚餐，一日两餐，晚上的饭量也不会多到哪儿去。我们现在已经不是农耕时代了，不是日入而息了，夜生活无比丰富，绝大多数人要到十点以后才休息，6点左右下班后，还有很长一段时间才睡觉呢。如果是6点下班还没饿，天黑就上床睡觉，晚餐当然可以不吃，吃了晚餐就睡那是不符合养生要求的。

饮食对健康的影响是长期效应，也是多种食物的综合作用，不是一两天是否合理就决定的，更不是短时间吃了一两种食物所决定的。如果这餐吃多了，下一餐就该吃少点；今天吃多了，明天可以少吃点；这两天吃荤了，后几天注意多吃素；这餐盐味重了，下一餐就应吃淡一点。养生之道，各有一套，条条框框，没有必要。如果每天每餐都按照营养学会推荐的食物"配方"吃饭，认为只有那样才科学才合理才健康，那会把自己弄成严重的心理负担。

总之，饮食上不要太讲究，不一定一日三餐，可以一日一餐、一日两餐、一日三餐、一日四餐，至于自己该吃多少餐，要根据自己工作和生活的具体情况巧妙安排，总的原则是要把握好总体平衡，以素为主，七八分饱，长期坚持。每个人都可以遵循食物多样、合理搭配的原则，合理安排自己丰富多彩的饮食生活，享受美好人生。

为什么说粥是天下第一补物？

粥在我国已有几千年的历史了，不论古今，都认为吃粥是一种健康的饮食方式，是养生的妙法之一。古时称粥为"糜"，5 000 年前的祖先已经开始食粥。清代著名医学家王士雄在他的著作中称粥为"天下之第一补物"，《随息居饮食谱》称"粳米甘平，宜煮食。粥饮为世间第一补人之物"。明朝李时珍在《本草纲目》中说，粥"又极柔腻，与肠胃相得，最为饮食之妙诀也"。粥中皆是谷物之精华，故文人将粥比作琼浆玉液的神仙美食，如宋代诗人陆游作《食粥》诗："世人个个学长年，不信长年在目前。我得宛丘平易法，只将食粥致神仙。"大文豪苏东坡也有诗颂粥曰："缕姜屑桂流蔗糖，滑甘无比胜黄粱。"

粥具有非常好的补养作用，因此治病、防病的药粥，也就为大众所接受。所谓药粥，就是以谷类为主，配合水果、蔬菜、鱼肉蛋、药物等制成的稀饭。粥与药结合用于治病，最早记载于湖南长沙马王堆汉墓出土的《五十二病方》，此后历代医家对药粥疗病均有记载。药粥疗法是在中医学理论指导下，将药粥应用于强身延年、防治疾病的一种饮食疗法。

粥，米少水多，热量不高，不仅易消化，还节约粮食。人们日常所吃的各类食物经过分解后，变成结构简单的小分子物质，才能被人体吸收。因此，食物越细软就越容易被机体消化吸收。由于粥是在相对温度较低、时间较长的情况下熬出来的，可减少对蛋白质、脂肪的分解破坏和维生素的流失，并使一些矿物质能够溶于水中，使粥更具营养价值，吸收好，减轻胃肠负担。

粥的品种丰富多彩，风味独特，功效各异，喝粥是我国传统的饮食习惯，喝粥使肠胃得到滋养，有助于减少热量的吸收，却不会增加消化系统的负担，也不会导致肥胖，既适合做早餐，也适合做正餐，而且晚间喝粥，还能帮助睡眠。经过不同的加工方法熬制成各种各样的粥，不仅营养丰富、味道鲜美，而且更具有滋补、祛病和养身之功效。

人的胃是最适宜吃粥的。中医学认为，食粥能滋生津养胃，助消化，且营养俱存。常食粥，能滋养身体、延年益寿，是一种简单易行有效的保健方法。食疗胜过药疗，药补不如食补，粥的食补功效，一直受到人们的重视。

粥能补益阴液，生发胃津，健脾胃，补虚损，不仅可以养生、养脾胃、滋补身体、延年益寿、强身健体，还能养颜美容。我们在喝粥时也应该根据自己的体质来"对症"喝粥。粥的食疗价值很高，粥的美容功效也很多，不同种类的粥不但能够起到美白、补血、乌发等等。煮粥配料灵活，可以根据自己的口味和健康情况随时变化，辅以具有药用价值的各种配料，可以按季节和养生健身的需要喝粥。药粥不仅味道浓香，能被身体很好地吸收，还具有调养身体的奇效，如适当加上莲子、苡仁、百合、扁豆、红枣、茯苓、山药、胡桃等，或者辅以含蛋白质丰富的猪肉、鸡肉、骨头等，或是含大量维生素的深色蔬菜和水果。如长期受失眠困扰的人，不妨每天晚上改吃小米加白莲粥，再放松心情，少肉多素，胜过吃安眠药。广东的"粥公

粥婆"粥店，创立于乾隆年间，民间广为流传的"粥公粥婆"歌，
简洁明了，歌里流淌的是健康与智慧，到现在，又有了新的内容。

粥上的米糊堪比人参汤。粥熬好后（熬的时间要足够久，米要
熬烂），上面浮着一层细腻、黏稠、形如膏油的物质，俗称米糊、糊
油、米油，它具有很好的滋补作用，可以补中益气，为粥中之最妙
品，对恢复体力颇有帮助，体虚需补之人服用最妙。通常，米糊是
由上等的小米或大米熬粥后所得，中医认为小米和大米味甘性平，
都具有补中益气、健脾和胃的作用。二者用来熬粥后，很大一部分
营养进入汤中，其中尤以粥油中最为丰富，是米汤的精华，滋补力
之强，丝毫不亚于人参、熟地等名贵的药材。清代赵学敏撰写的《本
草纲目拾遗》中记载，米油"黑瘦者食之，百日即肥白，以其滋阴
之功，胜于熟地，每日能撇出一碗，淡服最佳"。清代医学家王孟
英在他的《随息居饮食谱》中则认为"米油可代参汤"，因为它和
人参一样具有大补元气的作用。产妇、术后体虚之人，患有慢性胃
肠炎等，经常会感到元气不足，喝米糊能补益元气、增长体力，促
进身体早日康复。老年人如果常喝粥油，可以起到补益肾精、益寿
延年的效果。喝粥油的时候最好空腹，再加入少量食盐调味，可起
到引"药"入肾经的作用，以增强粥油补肾益精的功效。

现今的粥在继承其传统的基础上又有所改进，不仅更加美味，
而且品种更加丰富。药粥以其口感好、服用方便、无毒副作用，兼
具益寿延年的特殊作用，深受各阶层人士喜爱，这完全符合现代人
回归自然，崇尚健康、简约的生活潮流。粥作为一种传统饮食，是
走向世界的中式快餐，中国的粥文化已被全世界广泛接纳和认可。

附 "粥公粥婆" 歌：

若要不失眠，煮粥加白莲。

要想皮肤好，米粥煮红枣。

气短体虚弱，煮粥加山药。

治理血小板，花生衣煮粥。

心虚气不足，桂圆煨米粥。

要治口臭症，荔枝能除根。

清退内热症，煮粥加芦根。

血压高头晕，胡萝卜粥灵。

口渴心烦躁，粥加猕猴桃。

防治脚气病，米糠煮粥饮。

头昏多汗症，煮粥加薏仁。

便秘补中气，藕粥很相宜。

夏令防中暑，荷叶同粥煮。

若要双目明，粥中加旱芹。

第二章 营养素与健康

　　人体需要的营养素共有 45 种，归纳起来可分为七大类：蛋白质、脂肪、碳水化合物、矿物质、维生素、水和纤维素。脂肪、碳水化合物、水一般不需要额外补充，需要额外补充的是蛋白质、维生素、矿物质、膳食纤维。目前，中国人最缺乏的是植物蛋白质、纤维素、维生素和钙，最充足的是动物蛋白质、脂肪和碳水化合物。

　　营养缺乏、营养过剩和营养失衡是营养不良的三大主要表现，现在营养缺乏已经少见。我们面临的问题不仅是营养失衡，更多的是营养过剩，不科学的饮食习惯成为孕育多种疾病的温床。

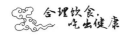

营养素的来源及功能有哪些?

营养素分为宏量营养素与微量营养素，宏量营养素包括蛋白质、碳水化合物及脂肪，微量营养素包括维生素及矿物质。人的身体就是靠摄入这些营养素，通过化合、分解从而合成了人体的各种组织、器官，同时供给人体生命活动所必需的一切物质。人体的一切生命活动都离不开这些营养素，而不同的食物所含的营养素也不相同，所以从食物中摄取的营养素的状况直接关系到身体的健康，当人体长期缺乏某种营养素时，正常的生命活动就会受到影响，出现虚弱、抵抗力下降、功能障碍、疾病等等。宏量营养素在日常膳食中需要量较大，主要负责人体能量的供应，能带给人饱足感，也提供人体活动时所需的体力。

人体所需要的营养素及主要食物来源

营养素	主要食物来源
蛋白质	谷类、豆类、肉类、奶类、蛋类、薯类
β-胡萝卜素	南瓜、马铃薯、菠菜、胡萝卜等
维生素 D	蛋、鱼、肝、奶
维生素 E	小麦胚芽、坚果、植物油、虾
维生素 B_1	向日葵籽、小麦胚芽、啤酒酵母、西瓜、豌豆、芦笋；谷类、豆类、硬果类；猪肉、心肝肾
维生素 B_2	牛奶、蘑菇、菠菜、肝、椰菜、甜菜、杏仁、牛肉、奶酪
尼克酸	蘑菇、鸡、鲑鱼、牛肝、花生、金枪鱼、麦麸、芦笋、虾、烤马铃薯
维生素 B_6	广泛存在于各种食物如肉类、鱼类、禽类、豆类、全谷类食物以及蔬果中

营养素	主要食物来源
维生素 B_{12}	肉类、鱼类、禽类、贝类、奶、蛋、奶酪
叶酸	新鲜食物如菠菜、芦笋、芜菁、欧芹、啤酒酵母、利马豆、豌豆、椰菜、橙、哈密瓜、莴苣
维生素 C	芦笋、针叶樱桃、青椒、甘蓝、柑橘类水果
生物素	广泛存在于食物中，人类极少缺乏
钙	奶、奶制品、全小鱼、豆腐、深绿色蔬菜、豆类、杏仁
磷	肉类、禽类、鱼类、蛋类、奶和奶制品、全谷类
镁	坚果、豆类、全谷类、深绿色蔬菜、海产品
铁	肉类、鱼类、豆类、贝类、蛋类、干果
锌	牡蛎、肉类、鱼类、禽类、全谷类
碘	海产品如贝类、鱼类、海洋植物
铜	牡蛎、内脏、巧克力、坚果、谷类、干果、禽类、贝类
锰	全谷类、坚果、茶叶
奥米加 3 脂肪酸	高脂鱼、鱼油及海洋哺乳动物，DHA 也见于蛋黄、肉、肝以及其他内脏中

七大营养素的作用是什么？

蛋白质　蛋白质是人体中除了水分以外含量最多的物质，约占体重的 1/5。蛋白质可维持人体生长发育，是构成和修补身体中组织与细胞的主要成分，也是构成免疫细胞的主要材料，能帮助杀死病菌，并且亦可调节生理机能和供给能量。蛋白质由 22 种氨基酸组成，其中 9 种称为必需氨基酸，它们不能由身体自行制造，必须由食物获得，体内其余的氨基酸称为非必需氨基酸，为身体所需但体内可以自行制造。皮肤是以蛋白质为主要成分而构成的，优质蛋白质是拥有美丽肌肤不可缺少的条件。蛋白质与热能缺乏时，会导致皮肤松弛，毛发失去光泽，而深色皮肤的人还可能出现白斑。

糖类（碳水化合物）　　蛋白质和糖类都能提供人体活动所需的能量，但糖类比蛋白质更为经济有效。每日摄取量应占总热量的50%～65%。碳水化合物如同木柴，如果没有足够的木柴燃烧提供能量，身体需要能量时只能动用蛋白质。

脂肪　　脂肪是能量的重要来源之一，能提供人体所必需的脂肪酸，又是脂溶性维生素（A、D、E及K）的载体而输送它们，没有脂肪，脂溶性维生素就不能被人体吸收利用，同时脂肪组织又是一种保护器官并避免身体受寒的保护层。脂肪经分解后会产生甘油和脂肪酸两类物质，其中有一些人体无法合成，而必须由食物供给的脂肪酸称为"必需脂肪酸"，缺乏时皮肤容易产生湿疹。

水　　水是生命之源，约占体重的55%～65%，所以每天要补充足够的水，以供身体所需。人体需要大量的水，没有水人体细胞就会干枯，生命就不能维持。

维生素　　维生素是食物中"点燃"身体"引擎"的因子。各种天然食物中都含有维生素，大多数维生素无法由体内制造，而必须从食物中摄取。维生素分为两大类——水溶性（B族维生素及维生素C）及脂溶性（维生素A、D、E及K）。各种维生素相互作用，维护和促进身体的健康，缺乏其中一种即可能影响到其他维生素的运作。B族维生素还能帮助蛋白质代谢，协调其他维生素代谢及吸收。

矿物质　　包括硫、磷、钙、铁、镁、锌、锰、铜等。矿物质多为强壮骨骼、牙齿和其他组织所必需的无机物质，并可调节生理机能。各种矿物质在体内具有多种功能，其中钙具有增强皮肤抵抗力，而铁质是预防贫血不可缺少的，一旦贫血，营养素、氧就无法被充足地运送到身体的各个角落，肌肤和毛发也会因营养不足而老化。镁在人体内有 70% 存于骨骼中，30% 存于柔软组织及体液，与钙及磷一起发挥作用。镁帮助糖类、脂肪、磷、钙的吸收和利用、调节神经肌肉的功能，是制造牙齿的重要原料，维持血管健康，镁缺乏的表现与钙缺乏的症状相同，如神经过敏、肌肉痉挛、发抖、便秘、蛀齿等，所以补钙的时候要同时补镁。

纤维素　纤维是指身体不能消化的植物成分，没有营养成分，但却是维持健康不可缺少的要素，它可以软化肠内物质，刺激胃壁蠕动，帮助排便，并能降低血液中的胆固醇及延迟葡萄糖的吸收。

如果把人体的健康免疫比作围墙，那围墙的原料就是人体所需的七大营养素。蛋白质是免疫的主体，相当于围墙上的砖，维生素和矿物质等能调节机体平衡、抗氧化、促代谢，加强免疫细胞的运作，就是砖与砖之间的水泥。当人们感受到疲劳和压力或外界环境剧烈改变时，人体的免疫围墙需要加强"建材"供给，来提高墙体的厚度和坚实度。七大营养素只有全体动员，团结一致，才能为人体筑起坚不可摧的免疫围墙。所以说，健康与美来自营养素。

有没有营养素摄入的标准？

营养素这么重要，那有没有一个摄入的标准呢？

目前世界上还没有关于营养素的摄入标准，各国包括我国有一个提供给居民的"膳食营养素推荐摄入量"（简称为"营养素推荐摄入量"），这不叫标准，标准和推荐量是两个不同的概念。所谓"推荐"是指对特定年龄性别和生理状态的群组，推荐一个量给他们，同时还有一个最高的上限，提醒人们在摄入或补充营养素时不要高于这个上限。例如，2010 年我国营养学会推荐成年人群每日摄入

100 毫克的维生素 C，这个量比美国的推荐量高一些，同时规定维生素 C 的最大耐受量为 1 000 毫克。也就是说，一天之内摄入不宜超过这个数，其他国家的有关部门也是这样定的。所以，关于营养素的各个量均有其特定的含义和用途，但并不是"标准"，因此也不存在根据"标准"而设计的最佳配方组合的说法，每个人的性格、职业、习惯以及养生方法、心理素质不同，营养观念也会不同，所以补充维生素和矿物质是因人而异的。

"中国居民每日膳食营养素推荐摄入量"是中国营养学会根据中国居民的饮食习惯、食物结构、营养状况等情况制定的，它的主要用途是作为个体每日摄入营养素的目标值，其营养素的主要来源是日常食物。由于偏食挑食的习惯及经常吃快餐等原因，导致许多人从食物中无法获取目标值的营养素量，所以可选择相应的营养素补充剂来补充日常膳食的不足。

国家有关部门为了规范保健食品行业，对营养素补充剂中营养素的含量都规定了一定的范围。也就是说，所有产品中营养素的含量均必须在此范围内才会被允许上市，但这不是营养素的摄入标准。

什么叫维生素？

维生素有 10 多种，是人体内含量很少的有机物质，它们往往作为体内一些重要酶的辅助成分，参与广泛的生化反应，决定了某些十分重要的代谢过程。它们不能提供热量，也不能构成身体的成分，但对维持人体正常的生理功能有极重要的作用。维生素能抗氧化，没有维生素就缺少了抗氧化物质，身体老化就很快。它们在人体内不能合成，必须由食物直接供给。按其溶解性分为水溶性维生素和脂溶性维生素两大类。

水溶性维生素 包括维生素 B_1、维生素 B_2（核黄素）、维生素 B_3（烟酸）、维生素 B_6、叶酸、泛酸、维生素 B_{12}、生物素等 B 族维生素和维生素 C，是人体不可缺少的微量营养素，它们对于能量、碳水化合物、脂肪和蛋白质的转化、利用及机体组织修复是必需的。部分维生素 B 可以在人体内合成。水溶性维生素在烹调过程中容易损失，被机体吸收后不能储存，组织达到饱和后，多余的会从尿液及汗液中排出，所以永远也不会出现中毒现象。

B 族维生素能帮助碳水化合物转化为热能，帮助蛋白质和脂肪代谢和吸收，维持神经系统的正常功能，维持肠道肌肉弹性，维持皮肤、头发、眼睛、口、肝和血液的健康等功能。维生素 B 族容易被光、热、碱、药物所破坏，疾病、强体力劳动、孕妇、吸烟者、压力大者、酗酒等对 B 族维生素的需求会更大。

脂溶性维生素 包括维生素 A、D、E、K 等，它的吸收与脂肪密切相关。维生素 A 要有脂肪和胆汁才能被人体吸收，以维生素 A（视黄醇）、胡萝卜素两种方式在自然界存在，易被紫外光及氧气破坏，在肠道内易被氧化，维生素 E 可防止氧化现象。维生素 A 能维持正常视力，促进生物生长，促进黏膜分泌，预防呼吸道感染，维持皮肤光滑，对痤疮、溃烂有治疗作用。

维生素 D 能促进钙及磷的运用，保持血钙的稳定平衡，维持神经系统正常，有助于骨骼和牙齿健康。阳光照射皮肤上的油脂可合成维生素 D，还可由鱼肝油、乳类产品的摄取获得。

维生素 E 具抗氧化作用，延缓细胞衰老，扩张血管及预防血栓形成，防止胆固醇沉积血管，促进细胞呼吸，增加肌肉耐力，预防结疤、心脏病、流产、不孕不育。维生素 E 极易被破坏，容易受热、氧化、低温、食物加工等影响而流失。

脂溶性维生素来源：鱼肝油、肝脏、胡萝卜、菠菜、番茄、小麦、大豆、植物、麦胚、全麦面包、豆类、乳制品、鱼、蔬菜等。

为什么要天天补充水溶性维生素？

维生素 C 是人体每天需要量最多的维生素，比其他维生素更多地耗用于人体各种机能，而且吸烟、饮酒、污染、服药、节食和身体活动都会损耗维生素 C。

B 族维生素同维生素 C 一样，人体缺乏时会引起各种疾患。B 族维生素缺乏时，表现为容易疲倦、肌肉乏力、麻痹、易激动、精神失常、失眠、记忆力衰退、神经衰弱、神经炎、皮肤炎、皮肤干燥、消化不良、胃口不好、便秘、视力衰退、眼睛红肿痛痒、口角破裂、舌头肿大、暗疮、毛发干枯、灰白头发、脱发、生长发育迟滞、脚气病、易患感染以及严重贫血和心脏衰竭等。

在日常生活中，由于各种各样的不良饮食习惯或误区，使一些人仍然缺乏水溶性维生素，其中明显的维生素缺乏病已经比较少见，但亚临床缺乏者（无明显临床症状表现）却非常普遍。绝大多数居民都认为，肉、蛋、奶才是营养价值高的东西，蔬菜水果没有什么营养，所以天天吃肉吃蛋，而对普通的蔬菜水果吃得很少，这是自断维生素等重要营养素的来源。

此外，人类自作聪明，对米面精加工，将大米最有营养的表皮碾掉，在煮饭的时候又反复淘洗，丢掉了大量宝贵的 B 族维生素。蒸、焖、煎、炸、煲等烹调手段，又导致大量宝贵的水溶性维生素的流失。因此，我们迫切地需要树立科学的营养观，养成良好的饮食习惯，以改善我们的营养状况。

维生素 C 和 B 族维生素都是溶于水的，极易通过汗液、尿等途径从人体内快速流失，而人体不能储藏又不能自行制造。因此，我们需要时刻注意补充足够的维生素 C 和 B 族维生素，以保障人体新陈代谢的正常进行，保障我们的健康。

维生素 C 有什么作用？

维生素 C 又叫抗坏血酸，是人体所必需的 13 种维生素之一，是最不稳定的维生素，它不能在人体内合成，容易被光、热、氧气所破坏。

维生素 C 的作用非常多，如参与制造及维持胶原质，维持体内结缔组织、造血功能、免疫功能、帮助维持皮肤黏膜的完整性，增强人体抵抗疾病的能力，解毒、护肝、抗过敏，促进人体组织的修复，帮助伤口愈合，促进铁和钙吸收和作用，降低血液中的胆固醇，预防高血压病和冠心病。大剂量服用还可以增加精子的活力、数量，并促进精子成熟。保护维生素 B、维生素 A 和维生素 E 免受氧化。在体内有解毒作用，可用于多种疾病的治疗，用途很广。

大剂量的维生素 C 可以有效地增强白细胞的活力，促进免疫系统抗击细菌和病毒的能力，对于增强机体的免疫力、预防感冒确实有一定的作用。有的人认为，在感冒时服用大剂量的维生素 C，可以帮助免疫系统消灭感冒病毒，减轻感冒症状，缩短感冒的病程，但现代研究认为这种说法没有科学根据，少量补充维生素 C 可能会缩短感冒时间，但这方面的作用小到几乎难以察觉。

维生素 C 具抗氧化作用，对抗自由基，抑制色素的增加，使皮肤白皙,并能预防晒斑。生理需要量为每日 75 毫克,通常情况下,每天补充维生素 C 制剂 1 克就足够了,太多是不必要的,体内维生素 C 过多时,会从尿、汗液排出,所以也不会出现中毒。压力大、精神紧张、饮酒、抽烟、服用避孕药、喝水多、患病时等,对维生素 C 的需求增多。

维生素 C 摄入过量,可能会引起腹泻、腹胀。若长期大量服用,突然停药后会出现相对缺乏。另外,并不是所有人都适合长期服用大剂量的维生素 C,维生素 C 的摄入量超过 1 克以后胃酸的分泌就会增加。如果是胃酸多或者有溃疡的病人,服用大量的维生素 C 是不利的。

你需要服用维生素吗?

中国居民普遍存在维生素、矿物质摄入不足和不均衡的现象。目前中国人有 4 种维生素摄入量明显不足,其中维生素 A 的摄入量平均只达到中国营养学会推荐的一半,有超过 10% 的人维生素 B_1 摄入量不足推荐的一半,全国人均每日摄入维生素 B_2 为 0.8 毫克,也只有推荐量的一半,还有约 30% 的人缺乏维生素 C。而这几种维生素在预防慢性疾病、促进脑部发育及抗人体氧化等方面有着重要作用,长期缺乏会导致多种疾病。

维生素虽然参与体内能量的代谢,但本身并不含有能量,所以补充维生素不会导致通常所说的营养过剩,也不会引起肥胖。理论上,人们完全可以从食物中获得充分的维生素,而不必额外补充,只要其食物结构达到理想的平衡。中国营养学会推荐每人每天要吃蔬菜 300 ~ 500 克(六两到一斤),水果 200 ~ 400 克(四两到八两),

请问有几个人吃到这个量了？就算你吃到这个量，营养素可能也不够！因为我们已经不在原始时代，绿色蔬菜真的很少，实际上有许多因素造成维生素 C 流失，如环境土地污染、化肥、农药、日照不充分、催熟剂、储藏运输、日常清洗浸泡、烹调加工、解冻、吸烟、吃熏制油炸食物、酗酒、喝咖啡、长期服用药物等，不管怎样吃，都无法获得理想的、天然的食物了，使我们日常饮食中无法吃到足量的维生素 C。1948 年一根胡萝卜所含胡萝卜素是 2 万 5 千个国际单位，而 1991 年一根同样重的胡萝卜所含胡萝卜素只有 91 个国际单位了。100 克天然生长的西红柿含维生素 C17.6 毫克，而大棚种植的只含 4.5 毫克，我们要吃多少才达到 100 毫克维生素 C 的推荐量？且相当多的人饮食不平衡，导致维生素缺乏，例如偏食的儿童、对体重敏感的青少年、不吃早餐的人、饮食不规律的成年人、减肥者、素食者、营养需要量大增的孕妇和乳母、患病者、饮食受限的老年人、食物过精过细的人、从不关心食谱的人等。

前面说过"额外补充"，所以额外补充，是指正常饮食摄取之外的方式补充摄入量的不足。现代人要想保持身体健康，仅靠三餐的饭食可能是不足的，此时可借助营养补充食品，额外补充适当剂量的维生素、膳食纤维素、钙等，对健康是有益的。美国早在 20 世纪 30 年代就已经重视这个问题，人们在政府的引导下服用保健品。笔者不是在推广某种保健品，因为笔者一直以来都没有服用营养补充食品的习惯，但人们在摄入营养素不足的情况下，以营养补充食品来额外补充营养、保健身体肯定是一个好的选择，但前提还是要改变饮食结构，而不是依赖保健品。如果坚持合理使用的原则，一个健康的、不偏食的人没有必要长期服用多种维生素，否则一旦停止服用，可能会出现维生素缺乏的症状。

由于缺乏维生素 C 的人群太多，所以应该加强补充维生素 C，尤其对于那些免疫能力低下的人群，更应该在日常的生活中注意补充维生素 C 了。日常补充维生素 C，最好是吃足量的蔬菜和水果，另外可少量服用天然的维生素 C 营养补充食品，不要服用药店的维生素 C 药片，因为人工合成的维生素 C 是化学制剂，只能缓一时之急，效果远不如天然的维生素 C。蔬菜水果除了含大量的维生素 C 之外，它还含有无机盐、胡萝卜素，及其他人体必需的多种维生素和纤维素，故吃蔬菜水果一举多得。如果我们每天吃一斤蔬菜、半斤水果，一般就能够获得足够的维生素 C 了。

需要补充保健品时，宜在营养师的指导下服用从植物中提取的天然维生素为好。

当前服用维生素有什么特点？

随着人们保健意识的加强，服用维生素补充食品的做法已日益流行，有的剂量甚至比较大。在美国等一些发达国家，很多超市食品中摆有维生素制品出售。在中国一些城市的某些人群，例如白领女性、某些患者、老年知识分子、医护人员、儿童、健康爱好者、某些直销公司的营销人员等服用维生素补充食品是非常普遍的。服用维生素有两种不同的目的，相应地也就有两种不同的剂量，两种不同的效果。

一种是缺乏维生素而补之，这种补充的目的是预防维生素缺乏，其目标是达到维生素的每日推荐量，所以剂量通常很小，即使加上食物摄入那部分，维生素的总摄入量也只是略多于生理需要量，因此不必担心维生素过量中毒或者有什么副作用。一些权威的营养学家均有每天服用小剂量维生素的习惯。

另一种是不缺也补,即服用大剂量维生素以图延缓衰老、美化皮肤、防治疾病和癌症,实际上这已经与机体是否缺乏维生素无关。维生素 C、维生素 B、维生素 E、β - 胡萝卜素等具有较强的抗氧化、提高免疫力、抗癌等,不少人认为大剂量服用维生素有效果。即使服用大剂量维生素(主要是脂溶性)并不绝对安全,但只要注意掌握剂量,毒副作用是很容易避免的。有些营养专家已经接受这样的服用方法,长期大量服用维生素 C,每日剂量在 400 毫克以上,但这种补法是否真有效果、是否安全也有很多争议,因为有一点也很明确,就是长寿之乡的长寿老人们也许一辈子也没吃过维生素补充食品,更没有吃过其他营养保健品,但他们健康长寿!

健康长寿与多种因素有关,不是单一维生素所决定的。所以笔者认为,在当今工业社会,适当服用天然维生素 C 片以促进健康是可取的,但把长期服用大量维生素 C 片当作保健之道是绝对没有依据的,也是不可取的,除了浪费社会资源之外,得利的恐怕只是保健品的生产商和销售商。

维生素吃得越多越好吗?

现在补充维生素成了一种时尚,以美国为例,人们一年花在购买维生素上的钱高达 70 亿美元。但最新的研究发现,经常大剂量补充维生素弊大于利,甚至可能会损害健康。水溶性维生素能够随尿液排出体外,不能在体内蓄积,所以不会引起中毒,除非吃太大的量(例如是正常需要量的 100 倍)。但在排泄之前,它们要经过人的肌体,服用过量同样会损害健康。脂溶性维生素能够在体内蓄积起来，容易沉淀在脂肪组织和肝脏，服用过量可引起中毒。

男子缺乏维生素 E 会减少精子生成，进而导致不育。但最新的研究结果表明，维生素 E 对增强性能力并不起作用，如果过量服用维生素 E，会出现头痛、眩晕、恶心、腹痛、腹泻、口腔炎、抑郁等症状，会增加患心脏衰竭和癌症的危险，不利身心健康。

服用维生素 A 和 β - 胡萝卜素过量，患肺癌的比例比没有服用维生素 A 的人相对高。成人一次摄入维生素 A50 万国际单位，或小儿一次摄入量大于 30 万国际单位均会引起急性中毒。如每天服用 8 ~ 10 万国际单位，半年后也会造成中毒。大剂量服用维生素 A，可造成胎儿畸形，增加髋关节骨折危险。除了慎补维生素 A 以外，还要特别少吃狗肝等食品。β - 胡萝卜素虽然可在体内储存，需要时转换成维生素 A，但长期大量服用也无必要。

人体需要维生素 D 每天最大剂量为 0.005 毫克，如果服用过量，可造成高钙血症，使肾脏、血管、支气管甚至眼角膜、巩膜上有钙的沉着，影响这些组织器官的生理功能活动，尤其会加速动脉硬化，严重超量则中毒致死。而最新研究发现，正在化疗的癌症病人，如果同时服用维生素 C，会影响治疗效果。

与其依赖维生素补充食品，远不如平衡饮食更实惠更安全，多吃一些富含维生素、矿物质的食品。只要吃足够的五谷、豆类、蔬菜及水果，所获得的营养比吃任何营养补充食品要丰富。如果非要补充维生素的话，只需要补充少量的天然复合维生素就可以了。

维生素缺乏有哪些信号及对策？

中国居民普遍存在维生素缺乏的现象，其中最缺的是维生素 B_2、维生素 A、维生素 B_1、维生素 C，那么，维生素缺乏有哪些信号，又有什么对策呢？

缺乏维生素 B_2 唇干裂、口角炎（嘴角破裂溃烂）、舌面光滑、乳头增大、阴囊发炎及生长发育迟缓，各种皮肤性疾病，手脚烧灼感，对光有过度敏感的反应。我国儿童中维生素 B_2 缺乏达 5.8%，因此有很多小儿在发热数天后发生舌炎和口角炎。

对策：平时多吃富含维生素 B_2 的食物，如粗粮、蛋黄、乳类、绿叶蔬菜、豆类、谷类等，同时改变一些不合理的烹调方式，以减少维生素 B_2 的流失，如大米不要过度淘洗、蔬菜先洗后切、尽快食用，避免高温多油爆炒，少吃脱水蔬菜，同时还要改变挑食、偏食的坏习惯，另外可日服 1 粒维生素 B_2。

缺乏维生素 A 指甲出现凹陷的白线、皮肤粗糙、头发枯干、记忆力衰退、瘙痒、失眠、心情烦躁甚至精神错乱。

对策：平时多吃富含维生素 A 的食物，适当选择维生素 A 的强化食品，改变挑食、偏食的不良习惯，如肝脏、鱼类、蛋类、肉类、禽类、奶类及奶制品、深绿色蔬菜、胡萝卜、番茄、红薯等，这些蔬菜炒着吃更有利用于其吸收。或 1 个月内每日服维生素 A，或天然 β–胡萝卜素。

缺乏维生素 B_1 轻者不想吃饭、呕吐、乏力、腹胀、小腿疼痛、对声音过敏、沮丧、烦躁、脚气病等，婴儿表现为啼哭不断，青少年心烦、反应迟缓、记忆力和计算能力下降。有的人肢体活动障碍，甚至不能行走，心率加快。严重者可有抽搐、昏迷、心力衰竭。

对策：少吃加工过于精细的食物，多吃粗加工的天然谷类食物。改变不合理的烹调方式，如淘米次数过多、煮饭丢弃米汤、烹调食物加碱等不良习惯，同时应经常食用一些干豆或杂粮，少吃腌制的食物，控制饮酒等。另外，可每日服 1 粒内含 50 毫克的维生素 B_1 片。

缺乏维生素 C 人的抵抗力减低，容易出现牙龈出血、鼻腔出血、鼻炎、伤风感冒、关节肿痛、伤口及骨折不易愈合、疲劳、虚弱、舌头有深痕等，严重缺乏时会患坏血病。

对策：多吃富含维生素 C 的新鲜蔬菜和水果，如猕猴桃、鲜枣、辣椒、韭菜、油菜、柑橘、橙子等，改变不合理的饮食习惯。做菜时一定要先洗后切，尽量不炒，或低温即炒即食，蔬菜不要久煮，少吃腌制的蔬菜。另外，可日服 2 ~ 4 克天然维生素 C。

缺维生素 B_3（烟酸） 舌头红肿，口臭，口腔溃疡，情绪低落。

对策：服烟酸片或天然 B 族维生素片，多吃谷类食物。

缺乏维生素 B_6 舌痛唇痛，舌苔厚重，嘴唇浮肿，头屑特多，口腔黏膜干燥。

对策：宜多吃啤酒酵母，日服 1 粒维生素 B_6。

缺乏维生素 B_{12} 行动易失平衡，身体时有间歇性不固定位置疼痛，手指及脚趾酸痛。

对策：多吃蛋、酵母，日服 1 粒维生素 B_{12}。

如果有维生素及营养素不足的现象需要补充营养素者，尤其是中老年人，最好请教营养师，不要自作主张随意服用维生素丸，另外可服用含相应营养素的纯天然营养补充食品。

附表：下列症状提示缺乏相应的营养素

症状	缺乏营养素
眼干涩	维生素 A、胡萝卜素
口臭	维生素 B_6、锌
牙齿不坚固	维生素 A、钙、铁
唇干燥、脱皮	维生素 A、B_2

症状	缺乏营养素
贫血、手脚发凉	维生素 B_6、铁、叶酸
易疲劳、精力差	维生素 B_1、B_2、B_6
脱发过多、头屑过多	维生素 A、维生素 B_6、锌、钙
头发枯黄、分叉	维生素 E、铁
黑眼圈	维生素 A、C、E
色斑、黄褐斑	维生素 C、维生素 E、叶酸
皱纹出现早、多	维生素 A、维生素 C、维生素 E、硒
皮肤弹性弱、无光泽	维生素 B_1、B_2
皮肤干燥、粗糙、毛孔粗大	维生素 A、维生素 B_6、锌
发育迟缓	维生素 A、B_1、B_2
视力差、眼睛怕光、干涩	维生素 A、维生素 B_1、维生素 B_2、硒
虚汗、盗汗	维生素 D、钙、铁
舌头紫红、嘴角烂	维生素 B_3、B_6

白米、面粉越白越亮就越好吗？

精米、精面口感惬意，因此成了一日三餐的主角。许多人认为大米、面粉越白越亮质量就越好，其实这不仅是消费误区，也是营养误区。

大米的白度和亮度是由水稻的成熟度决定的，成熟度好的优质水稻加工出来的大米光泽清亮，散发着淡淡的米香味，并不是人们所讲的很白、很亮。市场上销售的大米如果在外观和色泽上越规则、越白、越亮而闻之无米香味，从感官上观察有失大米原有的特性，用手抓之有黏性并有异物感，那么这样的大米一般都是以次充好，特别是陈化粮冲次其中，通过在加工过程中的抛光工艺掺杂一些矿物质或植物油甚至添加工业用漂白剂，这样加工出来的大米色泽就白而亮，但对人体的毒害极大。

越来越多的面粉生产厂家为了抢占市场，普遍采用了面粉增白技术，就是使用某种化学物质（食用级过氧化苯甲酰）对面粉中的色素进行氧化作用，使色素消失，从而达到增白的目的。过氧化苯甲酰可以氧化小麦粉内的叶黄素，适量添加可以改善小麦粉的色泽、抑制微生物滋生。

如果米面加工过于粗糙，不仅外观不好看，而且消化吸收率也低，但面粉增白的同时，也会对面粉的内在质量和营养成分产生一定的影响，尤其是过氧化苯甲酰分解产物为苯甲酸，苯甲酸的分解过程在肝脏内进行，长期过量食用对肝脏功能会有严重的损害。B族维生素、无机盐、膳食纤维等大都存在于种子的外壳及胚芽内，大米、小麦经过深加工后，打去了糠外皮，虽然外观白亮好看了，口感好了，但却损失了大量营养物质。有的人把精米白面称为"中国人的毒药"，虽然言过其实，但从营养角度讲，不经任何增白处理的面粉其质量才是最可靠的。

我们现在吃的都是白米饭，白米大多是在市场上买的，那是把谷类碾了又碾，把大米表面上那层最宝贵的营养膜（它含有丰富的维生素B）去掉了！对粮食加工不要太多次太精细，若有机会应少吃白米饭，多吃五谷粗粮杂粮，如糙米、玉米、小米、小麦、高粱、红薯、芋头、淮山药、马铃薯等，以及大量的水果蔬菜。但粗粮杂粮没白米白面那么香，那么细软，比较难吃。小米粥是好食品，特别是病人、老年人，每天煮一大锅小米粥喝对身体非常好。

现在很多人排便不正常，几天才排一次，或很容易粘在便盆上，冲几次水才能冲掉，这与天天吃精米精面和肉食有关，天天吃粗粮杂粮，大便自然正常。我们农村自己加工稻谷时，还不至于加工得很精细，所以不少人有这样的感觉：回老家吃家乡的饭菜大便就排得很顺畅，到外面打工后吃市场的大米饭排便就不好，原因就在于对稻谷加工的程度不同！所以，人们在选购粮食时，不要只选精米、精面，应适当选购粗粮杂粮混合吃。我们反对的是对米面进行过度地加工，并不是说不能吃米面。

吃糙米对健康有什么好处？

前面提到了糙米，那什么是糙米？对健康有什么好处？

稻谷有一层壳，用专用的砻谷机把谷壳磨掉后，米粒的表层还有一层黄色的膜，相当于脱了外壳的种子，这就是糙米，糙米表面那层膜含有丰富的纤维素及维生素 B。与普通精致白米相比，糙米营养丰富，更富有许多维生素、矿物质与膳食纤维，是绿色的健康食品。

大米中 60% ~ 70% 的维生素、矿物质和大量必需氨基酸都聚积在大米的表面，由于糙米皮层粗纤维、糠蜡等较多，质地紧密，口感较粗，煮起来比较费时，饭很硬也不好吃，所以人们不喜欢吃糙米饭。我们平时吃的精致白米是用碾米机碾出来的，把谷子碾了一次又一次，表面的淡黄色胚芽磨掉了，就是白白的——这就是白米，又叫精米，营养素也就大量丢失了，再加上做饭时反复淘洗，外层的维生素和矿物质进一步流失，剩下的就主要是碳水化合物和部分蛋白质，煮出来的白米饭虽然洁白细腻，香软好吃，但营养价值比糙米饭要低多了，这是肥胖和糖尿病大量增加的重要原因之一。

研究表明，糙米中钙的含量是白米的 1.7 倍，铁含量是 2.75 倍，烟碱素是 3.2 倍，维生素 B_1 高达 12 倍。糙米中的维生素 E 是白米的 10 倍，纤维素高达 14 倍。与全麦相比，糙米的蛋白质含量虽然不多，但是蛋白质质量较好，主要是米精蛋白，氨基酸的组成比较完全，人体容易消化吸收，但赖氨酸含量较少，含有较多的脂肪和碳水化合物，短时间内可以为人体提供大量的热量。

中医理论认为，糙米味甘、性温，能健脾养胃、补中益气，调和五脏、镇静安神、促进消化。糙米适宜任何人食用，尤其是肥胖者。糙米加咖啡一起饮用，对痔疮、便秘、高血压等有较好的疗效，而且风味独特。现代营养学研究发现，糙米中米糠和胚芽部分的维生素 B 和维生素 E 能提高人体免疫功能，促进血液循环，还能帮助人们消除沮丧烦躁的情绪，使人充满活力。此外，糙米中钾、镁、锌、铁、锰等微量元素，有利于预防心血管疾病和贫血症。它还保留了大量膳食纤维，可促进肠道有益菌增殖，加速肠道蠕动，软化粪便，预防便秘和肠癌。膳食纤维还能与胆汁中胆固醇结合，促进胆固醇的排出，从而帮助高血脂症患者降低血脂。

糙米对于糖尿病患者和肥胖者特别有益，因为其中的碳水化合物被粗纤维组织所包裹，人体消化吸收速度较慢，因而能很好地控制血糖。同时，糙米中锌、铬、锰、钒等微量元素有利于提高胰岛素的敏感性，对糖耐量受损的人很有帮助。现代研究证明，在同等重量的情况下（如 250 克），糙米饭的血糖指数比白米饭低得多，也就是说在同等重量的情况下糙米提供的热量、葡萄糖要比白米低，且糙米饭更具有饱腹感，这就有利于控制食量，控制血糖，久食瘦身效果显著。

糙米保留了大部分的维生素和矿物质，是人类的理想主食之一，但由于糙米还保留了大部分的膳食纤维，也会影响食物中其他营养成分的吸收，因此不宜长时间食用，可以将糙米和普通的大米按照 2:8 或者 3:7 的比例来做饭，这样可以更好地发挥它的价值。

糙米在一定温度下会发芽，使其内部发生戏剧性变化，并能产生各种有保健和健美功能的成分。发芽糙米中含有丰富的抗活性氧植酸、阿魏酸等，可以抑制黑色素的产生，使皮肤保持白净，并能促进新陈代谢，预防动脉硬化、内脏功能障碍和癌症等。大量的氨基酸 GABA 存在于脑和脊髓中，有改善血液循环、增加氧气供应量、抑制自律神经失调和老年性痴呆症等功效。此外，发芽糙米还保留着更多的镁、钾、钙、锌和铁等人体所必需的微量元素。因此，发芽糙米作为主食，可增进健康、防治疾病。糙米用文火慢慢熬粥，熬得越稠越好，粥熬稠后，会有一层厚厚的粥皮浮在表面。吃粥皮气色好，精神旺，脸部皮肤白里透红。

精加工会导致哪些营养流失？

经济发展后，人民生活水平迅速提高，中国人的餐桌上已经很难见到粗粮杂粮了，取而代之的是现代化条件生产出来的各种中外食品。大量工业化的食品出现在消费者的餐桌上，但现代工业不能保持食物固有的特性以及食物的生物活性，使我们很难合理、均衡、全面地从膳食中取得足够和必需的营养素。食物保持天然状态越完整营养就越丰富，而对食物做任何加工都是对营养的破坏，甚至会把好的营养食物变成有毒的物品。过去农业社会由于工业不发达，没有适当的机器，所以对米面是很难进行精加工的，可现代工业发展后，为了满足人们的感观需要及厂家的经济需要，米面就出现了过多的精加工。

从营养价值上看，精白米面不如标准米面。大米和小麦的外膜胚芽中含有 70% 的营养素（B 族维生素、维生素 E、氨基酸及钙、铁等矿物质、大量膳食纤维），胚芽打掉了，胚芽上的营养素也就大量丢失了。谷类食物是我国大多数地区居民维生素 B_1 的主要来源，谷物加工过于精细可导致维生素 B_1 的大量丢失。粗粮杂粮中维生素 B_1 的含量远高于精米白面，100 克玉米中的含量是 0.34 毫克，100 克特级大米中的含量仅为 0.08 毫克。谷类加工是通过适当的碾磨，除去杂质和糠皮，但大米、面粉精加工时将大量的米皮米胚磨掉了，而维生素 B_1 主要含在大米、小麦的表面上，达到 80% 的含量，所以加工越精细的米面所含的维生素就越少，谷粒表层所含的维生素、矿物质等营养素和膳食纤维大部分流失到糠麸之中，降低了营养价值，而这些营养成分正是人体所需的，没有了它们，结石病、关节炎、皮肤病等很多疾病就会接踵而来，如果平时多吃糙米就不会缺 B 族维生素。科学研究一再表明，任何食品加工越多，营养损失就越大，对人的危害性就越严重。粮食不要加工太多太精，谷子用碾米机碾一次只去掉了壳最好，将大米、面粉进行精加工，是人类自作聪明。

精白面粉与全麦粉相比，矿物质损失严重：铬 98%、锰 86%、镁 85%、锌 78%、铁 76%、铜 68%、钙 60%……通常 100 千克稻谷可碾出 60 ~ 68 千克精白米，比碾出的普通米少得多，同时损失的蛋白质 16%、脂肪 65%、维生素 B_1 77%、维生素 B_2 80%、维生素 B_3 81%、维生素 B_6 71%、维生素 E_8 6%、泛酸 50%、叶酸 67%，而钙、铁等矿物质则几乎全部损失。现城镇居民长期食用精白米、水晶米和细白面，容易引起膳食纤维和维生素 B_1 缺乏，导致便秘和脚气病、多发性神经炎。母亲在怀孕、哺乳期食用精细加工的白米，也会引起胎儿缺乏维生素 B_1。

现在绝大多数人依然认为精粮细粮好看又好吃，才是最好的粮食。细粮诸如大米、糯米、白面等含有大量的淀粉，确实为人类提供了高热量，但人类不需要高热量，因为高热量给人类带来许多疾

病，并且难于治疗。热性病、高血脂、糖尿病、癌症、高血压、高
尿酸等，要减少这些病就一定要多吃粗粮。有些人甚至一个家庭老
是有这样那样的毛病，不停地折腾，治来治去也治不好，都是与吃
了太多的精米白面以及肉类食物有关。

碳水化合物的作用是什么？

谷类是最主要的碳水化合物的来源，也就是糖类的来源，谷类
中提供的碳水化合物就是多糖——淀粉。我们身体每天所需能量的
60%都是由碳水化合物来提供的，可见谷物以及碳水化合物对身体
的重要性。那碳水化合物在身体里有哪些重要的生理功能？

供给能量 糖类是热能的主要来源，每克碳水化合物可产生能
量4千卡，人体摄入的碳水化合物在体内经消化变成葡萄糖或其他
单糖参加机体代谢，是机体热能的主要来源。碳水化合物在总能量
中所占比例大，提供能量快而及时，氧化的最终产物为二氧化碳和
水。平时摄入的碳水化合物主要是多糖，在米、面等主食中含量较
高，摄入碳水化合物的同时，还能获得蛋白质、脂类、维生素、矿
物质、膳食纤维等其他营养物质。

构成细胞和组织 每个细胞都有碳水化合物，其含量为
2%～10%，主要以糖脂、糖蛋白和蛋白多糖的形式存在，分布在细
胞膜、细胞器膜、细胞浆以及细胞间质中。

节省蛋白质 吸收进入血液的各类糖，首先在肝脏中转变成葡
萄糖，通过血液循环运往各组织器官利用。如食物中碳水化合物不
足，葡萄糖的来源也就不足了，为了满足机体活动的需要，机体就
动用蛋白质来满足机体活动所需的能量，这将影响机体用蛋白质进

行合成新的蛋白质和组织更新。因此，只吃肉类不吃主食是不适宜的，因肉类中不含碳水化合物，这样机体组织将用蛋白质产热，不仅对机体没有好处，也会致使组织蛋白质过度分解，形成负平衡。所以，减肥者或糖尿病患者每天摄入的碳水化合物最好不要低于100克（特殊人群如养生修道者除外）。

维持脑细胞的正常功能　葡萄糖是维持大脑正常功能的必需营养素，当血糖浓度下降时，会对大脑产生不良影响，造成脑细胞功能障碍，出现如头晕、心悸、出冷汗等低血糖症状，严重者甚至低血糖昏迷。

抗酮体的生成　人体所需的能量主要由糖类供给，如果糖类供应充足，可分解脂类供能，同时产生酮体，而酮体会导致高酮酸血症。

保护肝脏　肝脏贮备足够的糖原时，对疾病的抵抗力就较强，可以免受一些有害物质损害。肝脏是人体内最大的解毒器官，肝脏内糖原较多时，对细菌感染引起的毒血素的解毒能力强，同时对四氯化碳、乙醇、砷等有毒物质有较强的解毒作用。

其他　碳水化合物中的糖蛋白和蛋白多糖有润滑作用。另外，它可控制细胞膜的通透性，并且是一些合成生物大分子物质的前体，如嘌呤、嘧啶、胆固醇等。

当然，碳水化合物的功能还不止这些。

为什么膳食纤维能促进健康？

膳食纤维对人体并没有直接的营养作用，但人体却不能缺少，植物纤维虽不能被人体吸收，但在体内具有其他任何物质不可替代的生理作用，对人体健康十分有益，所以现代营养学称之为"第七营养素"。

膳食纤维是人体不能消化的一些碳水化合物，其实它应归于碳水化合物中。食物中如果没有足够的蛋白质或其他营养素，就会在一定时间内生病，但是如果没有膳食纤维，几天之内就会感到不适，最常见的就是便秘，时间长了肠道还会发生其他疾病。人体所摄入的纤维素主要来自谷物的外壳、水果、蔬菜中坚韧的纤维物质。膳食纤维分为可溶性（又称水溶性）与不溶性（又称非水溶性）两种，可溶性纤维如树胶和果胶降低胆固醇，有助于心脏健康；不溶性纤维如纤维素、半纤维素和木质素能促进肠道健康。膳食纤维主要存在于水果和蔬菜中，其他植物性食物如谷类、豆类中也有，但水果蔬菜含的膳食纤维种类最齐全、最丰富。含可溶性纤维丰富的食物包括燕麦、大麦、豆类，果胶含量高的水果如苹果、葡萄、杏仁等。膳食纤维具有吸水的特性，其中水溶性膳食纤维的吸水性比非水溶性膳食纤维要强得多。

食物纤维不能被消化酶分解，因而在经过胃肠时，无法被人体吸收，但食物纤维同其他营养素一样，也是人类饮食中不可缺少的一部分。在常见的谷物中，燕麦中所含的谷物纤维高达 7.5%。燕麦片不仅含有丰富的谷物纤维，而且含有抗氧化成分，可有效防止致癌物过氧化脂的产生，此外它还含有大量的磷脂，可预防老年性痴呆症。可以说，燕麦片是一种具有预防多种老年病的保健食品，老年人日常适当食用，对防病健身是大有益处的。

膳食纤维对人体健康十分重要，但人们对膳食纤维与健康关系的认知率还很低，所以对居民进行健康教育、普及营养知识，仍然任重而道远。

膳食纤维对肠道有什么保护作用？

汉代王充在《论衡》中称"欲得长生，肠中当清；欲得不死，肠中无滓"，指出了"粪毒"对健康的危害。食物在肠道经细菌发酵分解的产物含许多有毒物质（如醛类、酮类、吲哚、氨、过氧化物等），若在肠道中被重新吸收入血液中，就会影响正常的免疫功能，进而危害健康。现在许多人长年吃精粮、动物类食物，这对健康很不利，首先是容易便秘。现代人的便秘有很多原因，但主要还是因为吃的食物过于精细、缺乏必需的维生素和纤维素，天天鱼肉精米，排便就不正常。

增强肠道功能，防治便秘　常吃一些植物纤维多的食物，能改善肠道功能，预防便秘。谷物纤维能充分润滑肠道，可以保证食物及残渣在肠道的正常推进，调节肠胃功能，保护肠道细胞，并减少胆汁对肠壁细胞的刺激，促进肠道正常吸收食物中的营养成分。食物中若缺少植物纤维，大便残渣少，且易干燥硬结，肠腔黏膜受到肠内容物的刺激不足，大脑不能产生排便反射，于是就会发生便秘。膳食纤维影响大肠功能的作用主要包括：缩短粪便通过时间、增加粪便量及排便次数、稀释大肠内容物以及为正常存在于大肠内的菌群提供可发酵的底物。水溶性膳食纤维在大肠中就像吸水的海绵，能够大量吸收水分而膨胀，体积增大，粪便就会因此而增大并变得松软，它能刺激肠壁而促进肠道蠕动，减少废物在肠道中停留时间，使大便尽快排出。排便时间的缩短有利于减少肠内有害细菌的生长，并能避免胆汁酸大量转变为致癌物，大大减少肠癌和痔疮等病的发病率。糙米、杂粮含有大量人体必需的维生素和纤维素，通过改吃掺有糙米、胚芽米的杂粮饭及富含纤维素的食物，很快就能够正常排便了，常吃粗粮杂粮，排便自然正常，正常排便后身体的其他不适也会得到改善。

稀释、吸附肠道的毒素　便秘常常使大便长时间留在体内，产生大量的毒素干扰皮肤细胞的正常活动，如果毒素不能及时排出去，粪便积在大肠皱折里面也就是肠袋里面出不来，就形成宿便。宿便不断地向身体内释放毒素，降低人体的免疫力，对健康不利，所以称"宿便是万病之源"。膳食纤维使食物残渣的体积增加，实际上是稀释了食物残渣，这样也就可以稀释食物或肠道中可能存在的毒性物质，并且缩短粪便通过肠道的时间，也从另一方面加快了有毒物质的排出。另外，没有被消化的纤维在胃肠道中还可以吸附食物残渣中的致癌物质，如亚硝胺、多环芳烃等，使这些致癌物质随粪便排出体外，这种功能又叫"裹肠毒"，所以膳食纤维又被称为肠道的"清道夫"。

预防大肠癌　大肠癌的发生主要与致癌物质在肠道内停留时间长，和肠壁长期接触有关。对大肠癌的流行病学调查发现，非洲人的食物中有大量的植物纤维，他们很少患大肠癌；而以肉食为主的美国由于食物中植物纤维较少，发病率高出非洲6倍以上。同样，我国吃粗粮多的地区大肠癌发病率低，反之则发病率高，所以学者大多认为，长期以高动物蛋白为主的饮食，再加上摄入纤维素不足，是导致大肠癌的重要原因之一。一般情况下大肠中会存在着大量细菌，产生毒性物质如氨、酚等，如果食物中植物纤维少，食物易被吸收，食物残渣少，大便体积小，在肠内停留时间就长，这些毒性物质会对肠壁发生致癌作用。如果我们增加膳食中纤维含量，就能使致癌物质浓度相对降低，加上膳食纤维有刺激肠蠕动作用，致癌物质与肠壁接触时间大大缩短。植物纤维能使大便体积增加,并刺激肠壁产生蠕动,使大便较快排出体外,这就减少了毒物对肠壁的毒害,能预防大肠癌。

膳食纤维还有什么其他好处?

膳食纤维的好处还有很多,略为列举如下。

降低血脂,预防心脑血管病 高脂肪和高胆固醇是引发心血管疾病的主要原因。肝脏中的胆固醇经人体代谢而转变成胆酸,胆酸到达小肠以消化脂肪,然后胆酸再被小肠吸收回肝脏而转变成胆固醇。由于膳食纤维能抑制碳水化合物、脂肪、蛋白质胰酶的活性,有些成分能与肠道内的胆固醇、胆汁酸结合,使其直接从粪便中排出,从而消耗体内的胆固醇,降低了血中胆固醇的浓度,抑制体内脂肪的蓄积,对心脑血管疾病有较好的预防作用。谷物纤维摄取量偏少的人,血中胆固醇浓度较高,并容易不断沉积在血管壁上,使动脉血管壁增厚,管腔变窄,发生粥样硬化,能引起高血压、脑梗塞和冠心病等心脑血管疾病。蔬菜纤维的摄入量与心脏病的发生没有什么关系,也就是说蔬菜纤维并不能替代谷物纤维的保健作用,因此除了大量食用蔬菜外,还应多食粗粮。

改善糖尿病症状 水溶性纤维中的果胶在胃肠中能形成一种黏膜,可延长胃排空时间,延长食物在肠内的停留时间,延缓葡萄糖的吸收,并降低胰岛素需要量,可降低餐后血糖和血胰岛素升高反应,使进餐后的血糖值不会急剧上升,有利于糖尿病病情的改善。食物中膳食纤维含量越高,血糖就不容易升高。因此,糖尿病膳食中长期增加食物纤维,要作为糖尿病治疗的一种常规措施,必要时应增加这方面的营养保健食品。

防治痔疮　痔疮的发生与肛门周围的血液长期阻滞与瘀积有关，而便秘是最重要的原因之一。由于膳食纤维的通便作用，可降低肛门周围的压力，使血流通畅，防治痔疮。

控制体重、有利于减肥　一般肥胖人大都与食物中热能摄入增加或体力活动减少有关。膳食纤维特别是可溶性纤维，可以减缓食物由胃进入肠道的速度，并具有吸水作用，吸水后体积增大，容易产生饱胀感而抑制食欲，且热量低，减少了能量的摄入，有助于控制饮食、减轻体重。此外，膳食纤维在肠胃里还限制了部分糖和脂质的吸收，最终使体内脂肪消耗而达到控制体重和减肥的作用。

排毒养颜　膳食纤维能诱导肠道中有益细菌的大量繁殖，使肠道菌系朝有利于人体健康的方向转化，减少体内毒素在肠道内分解和停留的时间。大肠中的毒素少了，肌肤自然就健康美丽，所以经常吃富含植物纤维的食物，能起到美容护肤的功效。

预防胆结石　胆汁中的胆固醇可不断析出或沉积在胆管系统（胆囊、总胆管、肝内胆管）形成胆结石，而胆汁中的胆盐可以帮助人体吸收胆固醇。植物纤维能使胆盐和胆固醇保持正常比例，从而减少胆固醇在胆管系统的沉积，防止胆结石的形成和发生。

所以，经常吃一些粗粮（指含植物纤维多的食物）杂粮，或粗细粮搭配着吃，是最合理、最科学的膳食安排，可预防许多疾病的发生，对健康是有好处的。

如何摄取适量的膳食纤维？

适量进食含纤维素高的食物对人体有益，值得提倡。但膳食纤维的摄取并非越多越好，过多的膳食纤维也会吸附一些对人体有益的物质，进而排出体外。就我国多数人来说，摄取的膳食纤维并不是过多，而是明显不足。按中国营养学会的建议，每人每天的膳食纤维的适宜摄取量为 25～35 克才有利于消化和保健。但据我国第三次和第四次人口各项营养指标普查结果表明，城市人口人均纤维素日摄入量仅为 11.6 克，远远低于上述的建议量，所以中国人迫切需要改变不合理的饮食结构。

膳食纤维可以从蔬菜水果、谷类食物中获得，多吃蔬菜、粗粮、瓜果，是增加膳食纤维摄取量的一个有效方法。食品种类不同，所含膳食纤维的种类也有一些差别，所以最好不要挑食，以尽量摄取到不同种类的膳食纤维。除日常食品外，食用以优质蔬果为原料精制而成的膳食纤维补充食品也是补充膳食纤维的一个有效方法，为繁忙的现代人士获得健康所需的膳食纤维提供了方便。

尽管膳食纤维有好处，但长时间大量摄取膳食纤维会阻碍我们吸收重要的矿物质，如钙、铁、锌、铜等，而且蔬菜（膳食纤维的主要来源之一）里的草酸、植酸也会影响矿物质的吸收利用。如果纤维类食物吃得很多，占了胃容量，其他食物相对就会吃得少，这对于一些吃得较少的人或是老年人来说，反而造成热量摄取不足，或蛋白质、脂肪及其他重要营养素也摄取不良的情况。

植物纤维广泛存在于粗粮（如糙米、小麦、燕麦、荞麦、玉米、高粱、番薯等）、新鲜蔬菜（如韭菜、芹菜、茭白、油菜、番茄、卷心菜、空心菜、白菜、雪里蕻、甘蓝、萝卜、黄豆、绿豆等）和瓜果（南瓜、苦瓜、黄瓜、红豆、香蕉、苹果、橘子、葡萄等）中，都可适量食用。要想健康长寿，每天要吃多种食物。

也可用多种谷类和杂粮混合做饭吃，这样食物之间的营养素互相补充，养生效果会更好，如传说中的"十谷米饭"（具体在附录中介绍）。白米饭与"十谷米饭"比较，白米因除去糠麸及胚芽，仅剩碳水化合物，只提供热量，营养价值远低于"十谷米饭"。"十谷米饭"的营养素特别是纤维素更为丰富，常吃"十谷米饭"，是我们补充纤维素的有效方法。

如何根据年龄段吃粗粮？

如前所述，粗粮杂粮的确有它的好处，膳食纤维、矿物质和 B 族维生素的量远高于精制谷物，但这并不代表大米白面就无可取之处。纤维素也有对人体不利的一面，食高纤维素食物并非越多越好。从营养角度来看，若不分年龄，尤其是儿童和老人，如果粗粮吃得太多，反而不利于健康。

儿童期 儿童由于消化吸收能力较差，食用过多的粗粮杂粮容易引起消化不良。而且粗粮杂粮会影响钙、铁、锌等矿物质的消化吸收，对儿童的生长发育不利。为此，营养学家建议 3 岁以下的幼儿要少吃粗粮杂粮，如果一定想在孩子的饮食中添加少许粗粮，也应该粗粮精做，如将红豆煮熟后磨成红豆沙，或用加工得很细的玉米面熬粥。给孩子吃粗粮杂粮最好的方法是粗细粮混合，如大米和小米混合熬制的二米粥。但每周给孩子吃粗粮杂粮不要超过 2 次，每次也不要超过 50 克。

25 ～ 35 岁 青年人吃粗粮过多会影响人体对蛋白质、无机盐和某些微量元素的吸收，甚至影响到生殖能力。对于一个男人来说，饮食中应含有丰富的锌、硒、维生素 E 和维生素 C。如长期过多进食高纤维食物，会使人的蛋白质补充受阻，脂肪摄入量大减，微量元素缺乏，以致造成骨骼、心脏、血液等脏器功能的损害，降低人体的免疫能力。

35～45岁 新陈代谢率开始放慢，应少食高甜度的食物，宜食用各种干果、粗杂粮、大豆、新鲜水果等。

45～60岁 这是中老年阶段，调节和补充营养十分重要。高血压病人要少吃盐，食用含有丰富钾的食物，如干杏、豆类和干果。妇女到了绝经期，要多食大豆产品，这能把骨损耗减轻到最低程度。中年人担心前列腺病，可以安排含有丰富的锌、维生素E、低动物蛋白的饮食。芝麻、瘦肉、肝脏等是锌的良好来源，鱼肝油、向日葵籽油等含有维生素E。

60岁以上 老年阶段容易得癌症、心脏病和脑中风等心脑血管疾病，因此宜多食含有丰富抗氧化物的饮食和含锌量丰富的饮食，如水果、蔬菜、植物油、纤维、鱼和低脂肪动物，可以减少疾病的危害程度。另外，纤维素还会与体内的重金属和食物中的有害代谢物结合，使其排出体外。

老年人也要注意控制粗粮的摄入量。老年人机体代谢率降低，消化系统的调节适应能力也下降，长期进食过多的高纤维食物，会使老年人的蛋白质补充受阻，脂肪摄入量大减，引起营养素摄入不均衡，导致营养不良，最终影响健康。对于老年人，最好是适当食用粗杂粮，并熬成粥食用，以预防便秘和B族维生素摄入的不足，而不是完全用杂粮来替代细粮。

为什么要少吃油？

什么是油？固态的脂肪经提炼、压榨后成了液体，这就是油。常温下呈固体状态的称"脂"，液体状态的叫"油"，其实脂肪和油是一回事，我们日常食用的油就是脂肪，所以有两种脂肪两种油：一是饱和性脂肪，二是不饱和性脂肪。饱和性脂肪即动物油，如猪油、鸡油、牛油，冷却以后会凝结成硬块。不饱和性脂肪即植物油，是把植物种子中的脂肪经机器压榨等法取出，如菜籽油、黄豆油、花生油、玉米油、茶籽油、芝麻油、橄榄油等，常温下它不会凝结成硬块。

人类吃油的历史无从考证，由于以前食用油脂较少，问题不多，油的问题是自 20 世纪 90 年代以后大量使用才逐渐增多和引起注意的。油有香味，用油做菜的原因是为了满足人们的不同口味，有些食物经油煎、炸、炒后味道会更加好吃，但好吃并不等于营养好。我们前面说过，任何食品加工越多营养损失就越大，对人的危害性就越严重。植物果实、种子（如花生、黄豆、玉米、菜籽、杏仁、芝麻仁、火麻仁、核桃仁等）都含有脂肪，脂肪是人体需要的重要营养素，但将植物种子中的脂肪用压榨方法榨出来，烹调时又高温加热，就严重破坏了脂肪的营养价值，就变成有害健康的食物了。有些我们直接吃植物的果粒时就已经吃到了油脂，如花生、黄豆、核桃等。

由于宣传力度的加大，人们对动物油的认识逐渐提高了，如今吃动物油的人群已经很少了，主要集中在山区农村。城镇居民普遍都吃植物油，以为吃植物油健康就有保障了，其实植物油的问题更严重！就是植物油在高温下极易与氧气发生作用而氧化成致癌物，用过的油经再次加热，致癌物会成倍增长，并且热量很高，油炸食品这方面问题最为严重。我们绝大多数人爱吃炒菜，炒菜前先对油进行高温加热（可达 200 多摄氏度），再把蔬菜入锅爆炒，高温把水溶性维生素破坏掉了，所以炒菜时油温一定不要太高。爆炒后的蔬菜虽然好吃，可维生素减少了，以致我们现在很多人缺乏维生素而要额外补充维生素。关于怎样补充营养素，我们在"**营养素与健康**"中再详细讲述。

脂肪虽然是人体所需的重要营养素，但油脂吃多了产生许多问题，脂肪是疾病的帮凶。吃油脂过多是造成超重肥胖的重要原因，过多的油脂不仅升高甘油三酯，还会增加糖尿病、癌症的风险。油在加热后易分解成致癌物，动物实验证明脂肪能增加致癌物的作用。从研究来看，所有油类都会促进癌细胞的形成和生长。脂肪的消化需要胆汁，而胆汁经大肠里细菌分解，转变成致癌物，因此多吃脂肪，胆汁分泌就多，产生致癌物的机会也多。另外，脂肪经身体吸收，细胞膜上脂肪成分也会增加，脂肪的比例增加则细胞致癌的作用也就更强。植物油都是榨出来的，一大堆种子榨了以后就那么一点点，已经很浓缩了。各国政府建议人们每天吃加工油不要超过25克，现在我们很多中国居民早已超过50克了。根据养生经验，作者强烈建议每天吃的油脂不要超过15克！许多人已经了解肉类是高热量食物，但油脂类单位重量的热量更高则绝大多数人不清楚，肉的热量10克为14 300卡，而油的热量10克为89 900卡！有的人很容易上火，却不知什么原因，其实与吃油有重要关系。

许多人认为做菜没油就没味道，不香、不好吃，我们吃的时候只知道享受那浓厚的味道，其实食物吞下去就没有味道了，我们为满足三寸舌头的味觉付出了很高的代价，食物中有许多陷阱和危机，我们不了解。其实少用油或不用油也可以做出好吃的味道。营养学家主张烹制食物时，应该尽量选择简单的、以水或水汽为热源的烹调方式，如凉拌、白灼、清蒸等，少用油，避免煎炒炸，现在很多有识之士已经选择这样的吃法了。实际上很多菜可以用水来炒，炒起来后或者水煮后捞起来再放一点油加配料就可以了。现在生产工艺很先进，有的锅可以进行低温免水免油烹调，多种菜可以放在一个锅内一起蒸煮，不走味不串味不走色，锁住营养素不流失，这样做的菜就比煎炸的好，热量少了，营养素损失也少，很符合我们提倡的健康饮食要求。

现在很多人没时间自己做饭菜而在饭堂吃，或吃快餐、外卖，那些菜都是油味比较重的，要是每个星期能自己做两天的无油餐，清清油腻的肠道，给胃肠道减压，也不失为一种养生的好方法。

常用植物油的种类及性质有哪些？

食用油是人体热量来源的重要物质，与健康息息相关。橄榄油、花生油、玉米胚芽油、葵花籽油、山茶油在营养学界都是被公认的营养价值高的油种，我们要根据自己的健康需要进行选择，在此介绍几种常用的植物油。

花生油　含有甾醇、麦胚酚、磷脂、维生素 E、胆碱等对人体有益的物质，易于人体消化吸收，是一种优质的烹调用油。使用花生油，可使人体内胆固醇分解为胆汁酸并排出体外，从而降低血浆中胆固醇的含量。经常食用花生油，可以防止皮肤皱裂老化，保护血管壁，防止血栓形成，有助于预防动脉硬化和冠心病。花生油中的胆碱，还可改善人脑的记忆力，延缓脑功能衰退。在 13℃时，花生油会产生凝固或絮状现象，这是它的正常属性，也是花生油高品质的象征。

大豆油　是我们目前使用最多的食用油脂，易于人体消化吸收，其中富含亚油酸，有降低血清胆固醇含量的功效，而且含有维生素 E 和维生素 A、卵磷脂等对人体有益的营养物质。作为一种营养成分高、产源丰富的油料，豆油以其物美价廉的特点受到世界人民的喜爱。

菜籽油　俗称菜油，人体对菜籽油的吸收率很高，可达99%。因此，它所含的亚油酸等不饱和脂肪酸和维生素E等营养成分能很好地被机体吸收，具有一定的软化血管、延缓衰老的功效。由于榨油的原料是植物的种子，一般会含有一定的种子磷脂，对血管、神经、大脑的发育十分重要。菜籽油的胆固醇很少或几乎没有，是否会引起心肌脂肪沉积和心脏受损目前尚有争议，所以有冠心病、高血压的患者还是应当少吃。

葵花籽油　富含人体必需的不饱和脂肪酸"亚油酸"，含量高达58%～69%。葵花籽油富含维生素E，不含芥酸、胆固醇、黄曲霉素，经常食用有助于少年儿童的生长发育、健脑及中老年人降低胆固醇、高血压、高血脂，也有助于防治心脑血管疾病、糖尿病等。

橄榄油　含有比任何植物油都要高的不饱和脂肪酸、丰富的维生素A、维生素D、维生素E、维生素K和胡萝卜素等脂溶性维生素及抗氧化物等多种成分，并且不含胆固醇，人体消化吸收率极高。因而，橄榄油可促进血液循环、改善消化系统功能、保护皮肤、提高内分泌系统功能，对骨骼系统有益处，具有防癌、防辐射作用，可以用来制作婴儿食品，能够抗衰老、预防心脑血管疾病，这是最理想的食用油，但价格较高，一般家庭难以承受。

芝麻油　有普通芝麻油和小磨香油，它们都是以芝麻油为原料所制取的油品。无论是芝麻油还是小磨香油中，都不含对人体有害的成分，而含有特别丰富的维生素E和比较丰富的亚油酸。经常食用芝麻油可调节毛细血管的渗透作用，加强人体组织对氧的吸收能力，改善血液循环，保护血管、促进性腺发育、延缓衰老、润肠通便、减轻烟酒毒害、保护嗓子等。

玉米胚芽油　简称玉米油，是一种具有极高营养价值的谷物油脂，有良好的煎炸性和抗氧化稳定性。玉米油以富含维生素 E 为主要特色，没有胆固醇，常吃不仅能美容，而且还能降低血液中胆固醇的含量，可防治动脉硬化及冠心病，并对多种老年性疾病及糖尿病具有积极防治作用。

棕榈油　出产于马来西亚半岛，当地温湿多雨的热带海洋性气候滋润了棕榈油出众的营养成分，也是世界闻名的仅次于大豆油的第二大食用油。棕榈果采摘后的 24 小时内经过初榨工序，榨取出富含对人体有益的不饱和脂肪酸、类胡萝卜素、维生素 E（生育酚）等微量元素的棕榈油。它的整体脂肪酸比例几乎达到 1:1 的平衡比例，可促进人体的吸收与营养均衡。作为优质的烹饪用油和最好的煎炸用油，棕榈油属性温和，它的高固体性质甘油含量让食品避免氢化而保持平稳，并有效地抗拒氧化性，具有脂肪酸含量低、油烟少、泡沫少、不易变黑等特点，它深受食品制造业所喜爱，目前在美国、法国、韩国和日本等欧美及东南亚国家被普遍食用。不过它和花生油一样，在较低的温度下产生凝固或絮状现象，易被人误认为是动物油。

茶籽油　茶籽油中不饱和脂肪酸高达 90% 以上，油酸达到80% ~ 83%，亚油酸达到 7% ~ 13%，棕榈酸 8% ~ 15%，硬脂酸1.5% ~ 3.5%，并富含蛋白质和维生素 A、维生素 B、维生素 D、维生素 E 等。茶油的分子结构很细，甚至比橄榄油还要细，茶籽油的油酸及亚油酸含量均高于橄榄油。其脂肪酸组成与世界上公认的最好的植物油脂橄榄油相似，故有"东方橄榄油"美誉，是很好的绿色健康食品。营养界把油酸称为"安全脂肪酸"，油酸的含量多少，是评定食品品质的重要标志。我国出产的野山茶油，其单不饱和脂肪酸的含量是所有食用油中最高的，富含《欧米伽膳食》所推荐的Omega-3（欧米伽-3）脂肪酸，其营养价值超越了国际原先认为最高营养的橄榄油。茶油更是延年益寿和养颜美容的佳品，许多古代医书也多有记载，《本草纲目》称茶油性寒凉，味甘平，有润肠通便，清热化湿，润肺祛痰，利头目。清·王世雄所著的《随息居饮食谱》称："茶油烹调肴馔，日用皆宜，蒸熟食之，泽发生光，诸油惟此最为轻清，故诸病不忌。"长期食用野山茶油，具有明显的改善血液循环、预防心血管硬化、降血压、降血脂、防癌抗癌等功效，患冠心病及癌症的概率极少；能提高胃、脾、肠、肝和胆管的功能，此外还有一定的通便作用。茶籽油能提高生物体的新陈代谢功能，增强内分泌，是目前预防和控制糖尿病的最好食油，此外还能强化骨骼、抗衰老、保护皮肤。至今很多高级化妆品也强调有茶油成分，以表示化妆品的天然性和独特功效。

火麻油　　火麻仁含有丰富的蛋白质、不饱和脂肪酸，还有卵磷脂、亚麻酸、维生素及钙、铁矿物等人体必需的微量元素，其味甘、性平，入脾、胃，能润燥滑肠，滋养补虚。火麻油是用火麻仁榨取的，是唯一能够溶于水的油料，有极高的营养价值，是广西巴马地区过去山区居民的常用油。火麻油有润肠胃、滋阴补虚、助消化、明目保肝、祛病益寿之功效，且对老人便秘、高血压和高胆固醇等疾病有特殊的疗效。火麻油含有 Omega-6（欧米伽-6）和 Omega-3（欧米伽-3）脂肪酸，以及含有相对高的植物甾醇，对老人便秘、高血压和高胆固醇等疾病有特殊的疗效。火麻油的不饱和脂肪酸达93%，其含量是一切常见食物油中最高的。火麻油具有延缓动脉硬化、预防心脑血管疾病、防癌的功效，但是火麻油生产的数量很少，市面上很难买到。

调和油 是将两种以上经精炼的油脂（香味油除外）按比例调配制成的食用油。调和油一般选用精炼大豆油、菜籽油、花生油、葵花籽油、棉籽油等为主要原料，还可配有精炼过的米糠油、玉米胚油、油茶籽油、红花籽油、小麦胚油等特种油酯。调和油有很多种类型，目前市场上的调和油种类也很多，包括了花生油、山茶油、橄榄油、葵花籽油、玉米油、芝麻油、核桃油、红花籽油等。除了上述以单一品种为主命名的调和油之外，还不乏诸如茶籽橄榄调和油等混合品种命名的调和油产品，并且产品价格差别明显，很多调和油没有标明各种原料油成分比例，标明以上述油种为品名的调和油可能其含量较少或大多是以大豆油或是棕榈油为主。目前调和油只有企业标准，没有国家标准。调和油的发展前景是好的，是目前消费者使用最多的油。

其实油没有什么好坏之分，关键在于用量，我们主张少吃油，少吃油就能把油的不利影响降到最低程度。

钙在生命中有什么重要作用？

钙是人体含量丰富的矿物质元素，约为体重的 1.5% ～ 2%，其中 99% 存在于骨骼和牙齿中，维持组成骨骼和牙齿的生长，还有 1% 的钙存在于血液及肌肉等软组织中，与镁、磷、维生素 A、维生素 C、维生素 D 一起发挥最大的功能。是人体生命活动所必需的微量元素，是机体新陈代谢的源泉，在体内含量仅次于氧、碳、氮，居第四位，所以被誉为"生命之源"。钙在生命过程中具有举足轻重的作用，除了构成骨骼外，还具有很多功能：

参与神经肌肉的部分活动　人的生命活动，如神经递质的释放、信号的传导，以及心脏搏动、肌肉收缩、稳定血压及心律等都需要钙。钙还是天然的神经稳定剂，能够抚慰情绪，松弛神经，缓解失眠症，强化神经系统功能。

促进和参与体内某些酶的功能活动　钙与淀粉酶牢固地结合，以激活其功能作用。

参与细胞膜的重要功能活动　钙离子起电荷载体作用，调节细胞内信号的触发，改变细胞膜的离子通透性。

参与血液、激素的一些功能作用　正常的血液凝结、激素的分泌、酸碱的平衡，都离不开钙的参与。

增强皮肤的抵抗力　能降低血管壁的通透性，消除过敏，可预防炎症的发生且有治疗作用。

按现代营养标准计算，我国居民需钙的生物剂量，成年人每天不应少于800毫克，而成长中的儿童、孕妇以及更年期妇女，每天至少要1 000～1 500毫克。中国人普遍缺钙，人均钙摄入量仅达推荐量的50%，人人缺钙已是不争的事实。

缺钙对儿童、成年人、老年人的身体都有影响。比如：儿童可导致发育迟缓、身材矮小，严重时造成佝偻病，孕期妇女可导致骨质软化症，哺乳期妇女可导致乳汁不足，老年人骨骼变软及易碎，导致各种骨质疏松症、骨质增生症、关节病等；血清钙含量不足时，使神经肌肉兴奋性提高，引起抽搐；妇女出现痛经、乳腺增生、月经失调、子宫肌瘤等；成人出现心律不齐、心脏搏动力量不足、高血压、神经症状（如失眠多梦、脾气暴躁）、龋齿、皮肤过敏等。

如果人体长期缺钙，还会影响脑的功能，出现记忆力和思维能力减退、智力下降、神经衰弱和精神障碍，严重者可出现脑萎缩。

目前，钙缺乏症已严重威胁人类的健康，使全球亿万人口遭受精神和肉体的巨大折磨，直接影响着人类素质的提高。如果经常注意钙的摄入，防止钙缺乏，就可以提高我们的健康水平。

为什么儿童和中老年人要注重补钙？

胎儿从母体得到的钙，有99%用来制造骨骼，仅剩下1%以离子钙的形式游离在血液中，在血液中的钙叫"血清钙"。每个人降生以后都有不同程度的缺钙，任何年龄的人都缺钙，儿童和老年人更为严重。

钙在骨骼中的沉积与溶出是不间断进行的，儿童和少年时期钙的沉积大于溶出，此时如果钙摄取不足，就会直接影响骨骼和牙齿的发育。而老年人体内的钙则是溶出大于沉积，如果钙摄取不够，则容易出现骨质疏松。事实上我们从20岁开始消耗量就大于摄取量，骨骼的总重量以每年1%的速度在递减。30岁以后，人的骨密度已经到达了最高点，并开始下降。50岁后骨钙量可减少30%，70岁以后减少50%，造成人体严重缺钙，所以人的一生都需要不断地补钙。

人体缺钙可以通过临床症状等多方面反映出来，但为什么我们抽血化验时，钙离子常常是在正常范围呢？钙离子在正常范围是不是就不缺钙？如何能证明我们缺钙？

骨钙同血清钙之间的比例必须长期保持着平衡，当人体摄取钙不足时，为了维持血液中钙离子的浓度，副甲状腺就分泌破骨素，从骨骼中释出钙来补充，骨头中的钙就不断脱逸到血液中去维持血清钙的正常水平，这就叫作"钙搬家"，所以血液中的钙离子常常是正常的，但这并不代表不缺钙，除非特别严重，如出现低钙性抽搐时，血液中的钙离子才有可能偏低。短时间的钙缺乏对身体影响不大，若长期缺钙则骨骼中的钙就会越来越少，骨骼中钙质不均衡，就会发生缺钙性疾病，如儿童表现为毛发稀疏、厌食、烦躁夜惊、佝偻病等；青少年出现骨骼发育不良，视力障碍等；孕妇出现腰腿酸痛，并影响胎儿发育，甚至畸胎等；中老年人出现结石症、高血压、糖尿病、痴呆症、骨质疏松症、骨质退行性增生、骨骼容易断裂或破碎，而且不容易复原等，所以老年人骨折不容易愈合。

人体缺钙及钙代谢紊乱是引起高血压、动脉硬化的重要因素之一。充分补钙可以促进脑组织的微循环，改善脑缺血、缺氧状态，有利于预防和治疗高血压、高脂血症、动脉粥样硬化、冠心病、糖尿病及脑中风等中老年疾病，延缓或改善血管性痴呆的症状。

中老年补钙十分重要，为了补钙，在选择食物时，应当了解钙的吸收利用及其影响因素。食物中的钙在胃中消化后，成为溶解性无机盐，进入小肠后才能被吸收。钙的吸收是通过主动吸收方式，即当肌体缺钙或对钙的需要增加时，摄入后钙的吸收率相应增高。体弱或陷于紧张、忧虑等情绪，及长期不活动时，就会降低钙的吸收利用。

补钙，食补和药补应如何选择？

缺钙就需要补钙，如今补钙已成为人们默认的养生之道。我国居民处于低钙水平，应当引起全社会的重视。补钙有食补和药补之分，选择哪一种方法进行补钙，也需要根据具体的情况做出选择。

补钙的方法有多种，我们认为首选的方法还是食补。90%以上的中国居民膳食中钙的供给量严重不足，因此，首先应着眼于增加膳食钙的供给，使之尽可能达到"推荐供给量"，在合理饮食的情况下，就不需要再额外补充钙制剂了。如果食物中钙含量不足或者身体出现明显缺钙的情况时，可以通过天然的含钙丰富的营养补充食品或者药物来实现补钙。

科学补钙的前提是科学膳食，选择富含钙的食物，利用大自然中的钙和营养是最经济时尚的聪明做法。钙的摄入主要来自食物，平衡的膳食除了提供大量钙质营养外，还可以供给其他营养素，因此需要提高国民自我保健意识和营养知识。对于大多数还没有发生钙缺乏性疾病的中国居民来说，应该从饮食结构入手，增加膳食钙的供给，使之达到标准。如经过努力，确实无法达到这一标准，或已经发生了钙缺乏性疾病，才有必要服用钙制剂，同时也必须注意增加膳食中钙的供给。

膳食补钙最符合人体的生理特点，大大优于含钙药品或含钙保健食品。含钙丰富的食物如豆类食品和豆制品可天天食用，不同的缺钙人群，应采用不同的食补方法。

儿童缺钙以食补为主。1 岁以内的儿童如果母乳吃得好，6 个月后保证每天吃 750 克母乳，就不会出现缺钙现象，因为母乳中钙的含量特别高，也特别容易吸收。1 岁以后，家长要合理安排膳食，适时适量添加辅食，只要保证膳食营养，就不会出现缺钙现象。

中老年人补钙最佳途径还是从日常饮食中摄取，应选择一些含钙量丰富且容易吸收的食物，如豆制品、海带、紫菜、黑木耳、香菇、红枣、芝麻酱、蟹、小虾米、鱼、肉松等，可经常轮流食用。在吃含钙食物的同时，还要注意摄入适量的维生素 D、维生素 C 和蛋白质等，以促进钙的吸收。

缺钙现象在育龄妇女中相当普遍，由于孕产妇身系两代人的健康，因此，她们是补钙人群中的特定群体。孕妇每天补充钙元素 2 克效果最佳，且无副作用，还可降低产后出血量。哺乳期妇女由于分泌大量乳汁，平均每天都要消耗掉200～300毫克钙，但只要每日钙的供给量能达到1 200毫克左右，就能维持机体里钙的平衡。在日常生活中，孕妇除了要添加一定量的钙制品外，食补更是不可缺少。豆制品、虾皮、海米、海带、紫菜、芝麻中的钙含量较高，孕妇在日常摄入蛋类、鱼类食品的同时，也应经常多食这类食品。发菜、苋菜、竹笋等食物中草酸含量高，与钙结合可形成难以吸收的草酸钙，故宜少食或与含钙高的食物分开食用。

另外，小儿缺钙不可滥补，补过量也会引起中毒现象，造成不良恶果。钙剂也是药，不能把钙供给量标准当作"补钙"的标准，医疗保健的目的是给孩子补钙，不是给孩子吃钙。补钙不能多多益善，钙剂补多了，轻者便秘，重者可导致中毒，引起营养代谢的失调。

如何通过饮食来补钙？

食补关键是要调整好饮食结构，平衡膳食，含钙比较丰富的食物归纳如下，可以选择食用。

豆类及豆制品　大豆是高蛋白食物，也含有较丰富的钙，另外还富含磷、钠、钾等多种矿物质及维生素，而且黄豆中含量很大的异黄酮对骨质疏松症也有良好的预防作用。每100克黄豆中含有367毫克钙，500克豆浆含钙120毫克，100克豆腐含钙277毫克，100克香干含钙近300毫克，豌豆71毫克，其他如黑豆、青豆、赤小豆、绿豆等及其豆制品也是补钙的良品。但豆腐则不应经常与菠菜同吃（偶吃无妨），因为菠菜中含有草酸，它可以和钙相结合生成草酸钙结合物，从而妨碍人体对钙的吸收。豆制品还可与肉类同烹，不仅味道可口，营养也更丰富。

海洋水产类　海带和鱼类、虾皮是高钙海产品，其中以虾皮（带壳的小虾）含钙量最高，每100克虾皮含钙量达2 000毫克，而且溶解度好，是一种生物蛋白钙晶体的理想补钙物。每100克海带含有1 177毫克钙。海产品食物还能够降低血脂，预防动脉硬化，适合于钙缺乏的人经常食用。

菌类食品　每100克黑木耳含钙357毫克，普通木耳含钙207毫克，每100克鲜香菇含钙125毫克等。木耳、香菇除了含钙丰富外，其他营养成分也相当丰富，适合经常食用。

谷类杂粮蔬菜　在一些谷类、杂粮、蔬菜中也有许多含钙量高的食物，如每100克紫菜含850毫克钙，每100克黑芝麻含钙800多毫克，每100克扁豆含钙达1 167毫克；每100克小白菜、油菜、茴香、芫荽、芹菜等其钙含量也在150毫克左右，这些绿叶蔬菜每天吃上250克就可补钙400毫克。绿叶菜、胡萝卜、紫菜、西兰花、菜花、卷心菜、绿色的多叶蔬菜、山楂、芝麻酱、燕麦、洋白菜、大蒜、海草、花椰菜、木薯、番木瓜、核桃、杏仁、无花果、葵花籽、亚麻籽、开心果等都含有丰富的钙，所以只要多吃蔬菜、坚果就不会缺钙，我们的祖先就是靠吃谷类和蔬菜坚果来完成补钙的。

牛奶及牛奶制品　理论上牛奶和奶制品是钙的理想食物来源之一。250克牛奶含钙300毫克，还含有多种氨基酸、乳酸、矿物质及维生素，促进钙的消化和吸收。对于牛奶不耐受者，可用酸奶代替鲜牛奶，酸奶除了保持原有营养成分外，更有利于人体消化吸收。但我们不主张喝牛奶，后面将有专文进行论述。

钙的摄入主要靠食物，所以人们每天要定量食用高钙食品，平衡的膳食除了提供大量钙质营养外，还可以供给其他营养素。补钙方法其实很简单，只要遵循科学、合理的饮食原则，采取多样化、均衡的膳食，在日常饮食中多注意含钙食品的摄入，注意保持一日三餐均衡，适量的主食和副食，以确保机体对钙的吸收和利用，所以增加一日三餐中钙的摄入，是最有效、最简便、最经济的方法。

如何进行药物补钙？

对于消化功能良好的健康成人来说，食补即可满足缺钙的需要，但对一些易缺钙人群，除食补外还应口服钙剂。由于加大高钙食物的摄入受多方面因素的制约，对于严重缺钙的人来说，单靠食物摄入已不能满足钙的需求，因此在改善膳食结构的同时，对某些特殊人群（如儿童、青少年、孕/哺乳期妇女、老年人等）或是对某些高钙食物过敏的人群，适当服用钙补充剂或钙添加剂也是一种方便有效的选择。

需要服钙片的人：缺钙的人、老年人、工作压力大、容易疲劳、易感冒、成长中的青少年、易抽筋、易受惊吓、孕妇、哺乳妇女、更年期、血管神经性头痛、植物神经功能失调、失眠多梦、痛经、月经失调、心律失常、高血压、骨折、骨质增生、骨质疏松、尿床、尿频、自汗或盗汗等。

但补钙是个公认的难题，补什么样的钙，该怎样补？

理想的钙剂应具备的三大条件，即：①含有高数量、又含有高质量的纯钙。②能充分溶解。③服用后易被吸收、利用。目前已研制出许多越来越符合科学要求的、新型安全的高效钙营养强化剂。

很多因素能影响钙的吸收，一般成年人对钙的吸收率为20% ~ 40%。实验证明：碳酸钙、乳酸钙、葡萄糖酸钙、醋酸钙四者虽然在人体外溶解度不同，但在人体内吸收率基本相同。目前市场上钙剂品种繁多，各商家打出的钙吸收率试验没有一个是以人体为实验对象，其过高的吸收率数字是个毫无意义的招牌。

人体补钙，应以满足每日需要量为限，做细水长流式补充。考虑到价格、效果及其他因素，碳酸钙仍是目前最佳的钙来源。常用钙化合物中，含钙量最高的是碳酸钙，为40%，其次为柠檬酸钙（21%）、乳酸钙（13%），L–苏糖酸钙（13%），葡萄糖酸钙（9%）。进入人体的钙，主要在酸度较高的十二指肠和空肠内吸收，肠道对钙的吸收受到体内钙总量、肠道环境、维生素D、食物品种的影响。碳酸是一种弱酸，而胃酸中盐酸是一种强酸，所以碳酸钙在胃酸环境中很容易溶解并形成钙离子。但同时碳酸钙也是极易被汞、镉等重金属污染的，所以在选择以碳酸钙为主要成分的钙补充剂时，要注意它的品质，应选择品质好、纯度高的产品。

市场上的补钙药物，它的优点是操作简单，并且容易控制补充量。还有一些复合维生素和钙质补充剂，因维生素本身可以和钙质产生协同作用，服用后益处更大。市售钙剂种类繁多，但多数含钙量不高，说明书上说明的含量往往是指钙盐量，而不是实际含钙量。

在选用钙补充剂时应遵循个体化原则，不同的年龄以及不同的生理状况下对钙的摄取有不同的需要量，例如怀孕和哺乳时人体对钙的需求会增加。

用药物补钙时还要注意：①不要长期服用活性钙。活性钙是牡蛎壳等水生贝壳经过高温低烧而提炼的一种钙混合物，多以氢氧化钙为主，重金属的指标很高，腐蚀性也比较强，长期服用活性钙还会使胃的正常功能下降。②在两餐之间服用。植物性食物含有较多的草酸和植酸，它们与钙剂同服，可同钙离子结合，并被排出体外。

所以补钙的药品强调两餐之间用白开水送服，不要与其他食品和饮料掺用。

喝骨头汤能补钙吗？

骨头是含钙最多的，所以很多人经常煲骨头汤喝，以为经常喝骨头汤就能补钙，这是缺乏科学依据的。研究表明，只喝骨头汤绝对达不到补钙的目的。

经检测证明：骨头汤里的钙含量极少，更缺少具有促进钙吸收的维生素 D。骨头里面确实含有很多钙，但也含有大量脂肪，熬成汤后里面的脂肪酸能与钙离子结成"钙皂"，不能为人体所利用，反而妨碍了钙的吸收。

动物骨头里 80% 以上都是钙，但主要是磷酸钙，而且很难溶解于水，即使将骨头打烂放在汤中长期炖煮也无济于事。有的人在汤里加些醋，可以驱除脂肪，但溶出的钙质仍非常有限，骨头汤中的钙含量增加不了多少。科学家曾对骨头汤做过科学测定，结果显示一碗猪骨汤（约 200 克）中所含钙量仅有 1.9 毫克，这离人体所需每日补充 800 ~ 1 000 毫克钙的要求相差太远，如果仅靠以喝骨头汤来满足人体补钙的话，那至少每天要喝 400 碗骨头汤，这是根本不可能做到的事，而且汤中较多的骨髓油对身体健康也不利，所以指望喝骨头汤来补钙是行不通的，越喝骨头汤就会越缺钙。所以，中国居民自古以来都不曾采用这种方法来补钙，因为古时候既没有肉吃，也不会有那么多的猪骨来天天煲汤，倒是现代人自以为是，肉吃多了还以为骨头汤也能补钙。

如果想通过食疗来补钙，那么食用豆制品的效果要比喝骨头汤好得多，许多蔬菜水果中的钙含量要比骨头汤丰富得多。当然，味道鲜美醇厚的骨头汤并非一无是处，它含有丰富的其他营养物质，特别是蛋白质、磷脂、硫酸软骨素等，它作为物美价廉的一般食物，虽然不能补充钙质，但还是可以喝的。

服钙片能防止骨质疏松吗？

过去认为，服用钙片及维生素 D 有助于防治骨质疏松，所以医生建议每人都服用钙片和维生素 D，但研究结果表明事与愿违。美国科学家经过 7 年的研究，追踪调查了 36 828 名 50 岁以上的健康妇女，共耗资 1 800 万美元，研究表明，仅有 1% 的人在持续服用钙片及维生素 D 后，骨密度有所增加。服用钙片及维生素 D 对治疗骨质疏松作用甚微，也不能降低直肠癌发病率，而且还有可能引发更多的肾结石。

妇女通常会在更年期后出现骨质疏松的情况，从而易于引发骨折，所以人们普遍认为，妇女最晚应在更年期来临时，补充钙片和维生素 D 以防治骨质疏松。美国 2004 年补钙药品销售额近 10 亿美元，如果全球的人都这样补钙，长此以往石头也会被吃光。天天坐在办公室吃钙片而不运动，决不是补钙的好方法。

我们体内有两类细胞在控制着骨密度：一类是增长骨骼细胞，一类是阻止骨骼生长的细胞。负重与骨骼密切相关，重力和肌肉力成正比，锻炼可以促进骨骼的重新生长，运动无疑是使骨骼健壮的科学途径之一，也是促进钙在体内吸收的最佳方案。少饮酒和咖啡、碳酸饮料，不抽烟，避免长期服用激素和镇静药，多做户外活动，坚持运动，加强骨骼和肌肉的锻炼，适当服用含钙的营养补充食品，效果会更好。另外，可多吃如维生素 C、维生素 E 来防止骨质流失，促进钙的吸收。中国人具有东方人的特点，决不能照搬欧洲人每天摄入的钙量。

为什么不停地补钙还缺钙？

不少人长年补钙，几乎用遍了市场上所有的补钙产品，但还是缺钙。我们每天都在吃着含钙丰富的食物，如奶类及其制品、豆类及豆制品、水产品、壳类、骨类等，可身体怎么还会缺钙呢？

缺钙是一个非常复杂的健康问题，钙的消化、吸收、利用或流失，在体内的储留和析出，转移和变化，受到很多因素的影响。有时骨骼中缺钙，可能是因为身体为了满足其他更重要的地方对钙的需要，把骨骼中的钙析出、调运走了，还有可能是因为体质过于偏酸性，身体内的钙不具备吸收、储留的条件，而析出、流失了，还有可能是别的很多原因……总之，补钙也是非常复杂的事，如果我们只考虑钙的来源，不明白缺钙的实质，不明白补钙所需的身体条件，没有正确的补钙方法，就难以达到补钙的目的，下面就这些问题作一分析。

食物中钙的来源和质量 正常人每天通过食物摄取钙，而排尿、排汗等会将一定数量的钙排出体外。食物中含的钙多属于溶解的钙盐，不容易被吸收，更因为与谷类、菜肴同进餐时，谷物含有的植酸或肉类含有的脂酸，都会把钙变成不溶性的钙盐而无法被吸收。如果食物中的钙来源不足或质量有问题，无论怎么吃也还是缺钙。而且只是膳食中有充分的钙是不够的，还要被身体吸收进入血液中才有价值。钙的弱点在于它能与其他营养素结合，形成不溶解的化合物，不被吸收而随粪便排出体外。

方法：首先要保证含钙充足的、优质的食物来源。

大鱼大肉"吃"掉钙　摄取动物性蛋白 3～4 小时后，有更多的钙质从尿液排出，每天进食大量的动物性高蛋白饮食，包括奶类产品，加之缺乏运动是引起骨质疏松症的重要原因。碱性体质有利于钙的吸收和利用，而酸性体质不利于钙质的吸收和利用，甚至导致体内钙的析出和流失。身体能自我调节，当我们吃肉、鱼、蛋、奶、油等酸性食物时，会分解产生大量的硫酸、磷酸、铜酸、乳酸等酸性物质，体内酸性产物增多，破坏了体内的酸碱平衡，为平衡酸性体液，大脑会马上发出信号，命令骨骼分解钙质以平衡酸性，部分钙质就从骨骼中剔出来，从而造成流失。而动物类食物含钙很少，每 100 克食物中所含的钙质：鱼 30 毫克、猪肉 12 毫克、牛肉 8 毫克、鸡肉 5 毫克，因此长期吃肉类等酸性食物，不仅补不了钙，反而导致钙慢慢地一点一点流失。

方法：少吃动物类食品，多吃碱性食物如杂粮、粗粮、豆类、蔬菜、水果、海带等，荤素平衡提高钙的利用率，比如豆腐炖鱼，鱼肉中含维生素 D，豆腐含钙丰富，使豆腐中钙的利用率大大提高。另外，谷豆类混食，不仅能使氨基酸互补达到最理想化，还能促进钙的吸收。

蛋白质的情况　钙的吸收利用过程需要与蛋白质结合，每吸收 1 克的钙需要 100 克的蛋白质配合。如果优质蛋白质摄入不足，致体内蛋白质严重缺乏或氨基酸结构不合理，蛋白质营养状况差，就不利于钙的吸收和利用。研究表明，每天摄入 80 克的动物蛋白质，将导致 37 毫克的钙流失，而摄入动物蛋白质、奶类越多，钙流失也就越多，这种情况下就算额外补充钙也不能阻止钙的流失。所以，动物蛋白质不过量摄取，则钙的需要量可减少，即使没有特别补充钙质，也未必容易患上骨质疏松。

方法：保证身体优质蛋白质的充足来源，如多吃豆腐豆浆等豆制品、鸡蛋、鱼、燕麦片等。

缺乏维生素D　如果没有维生素D的参与，人体对膳食中钙的吸收还达不到10%。维生素D还具有促进肾脏对钙的重吸收和调节血钙水平等功能。人体内维生素D的来源一是从膳食中摄取，二是通过阳光的紫外线照射皮肤合成。为保证钙的吸收和利用，应同时补充少量的维生素D，以便人体能最大限度地吸收钙质，这一点对老年人尤为重要。

方法：保证充足的维生素D的供应，适当晒晒太阳。

缺乏维生素C　维生素C能够帮助和促进钙的吸收和利用，如维生素C缺乏就不利于钙的吸收和利用。含钙高的食物与维生素C和泡菜汁一起服用，其生物利用度要增强12%，小肠能更好地吸收钙。

方法：保证充足的维生素C的来源，每天多吃水果和新鲜蔬菜等，或者制作橙、柚、橘、芦柑、柠檬等饮用。

多磷　正常情况下，人体内的钙磷比例是2∶1，然而现代生活中，人们过多地摄入碳酸饮料、可乐、咖啡、啤酒、汉堡包、比萨饼、小麦胚芽、动物肝脏、炸薯条等大量含磷的食物，使钙磷比例高达1∶10～20，磷多丢失钙，钙磷比例失衡是现代社会导致人们缺钙的元凶。

方法：少喝少吃含磷高的饮料及西餐等非健康食品。

缺镁　钙与镁的比例为2∶1时最利于钙的吸收利用，如果缺镁，钙的吸收也不好，所以在补钙的时候还要补充镁，不能只单独补钙。

方法：进食含镁较多的食物坚果（如杏仁、腰果、花生）、黄豆、瓜籽（向日葵籽、南瓜籽）、谷物（特别是黑麦、小米和大麦）、海产品（金枪鱼、鲭鱼、小虾、龙虾）等。注意少磷和补镁，补钙事半而功倍。

盐的多少　如果不补钙而又能达到不缺钙的目的，那就是最理想的补钙方法了，有没有这样的捷径呢？有的，那就是少吃盐。英国科学家在研究中发现饮食中盐的摄入量决定钙排出量的多少，即吃的盐越多，钙的吸收就越差，且尿中钙的排出量也就越多。因此适当减少盐的摄入对骨质的好处与增加 900 毫克钙质的作用相当，所以说少吃盐就等于多补钙。我国古人早就知道了这个原理，提出"清淡饮食"，其中就包含少盐，与现代理论不谋而合。

方法：坚持清淡饮食，每天摄入的盐最好控制在 5 克以下，少用含盐味重的调味料。

精神压力　心情紧张、精神压力大是导致钙流失的元凶，且对钙的吸收利用率也明显降低。现代人的精神压力非常大，原因也非常多，比如家庭、工作、环境、事业、爱情等，长期积累的各种压力导致机体功能失调，产生各种不舒服的症状，大量消耗体内的钙，造成钙流失从而普遍缺钙。

方法：改善破坏钙吸收、利用的各种因素，如正确的饮食搭配和食品烹饪，调整工作，放松思想，增加各种娱乐活动，如外出旅游、亲朋好友聚会、晚上唱歌跳舞搞娱乐等，释放、减轻精神上的压力。

缺乏锻炼　如今人们坐多动少，吃多动少，体力、体质下降，加上不健康的生活方式，缺钙也就很明显。负重与骨骼密切相关，重力和肌肉力成正比，运动可以促进骨骼的重新生长，运动无疑是使骨骼健壮的科学途径之一，也是促进钙在体内吸收的最佳方案。

方法：加强全民健身活动，保障人人有锻炼的时间和场地。

胃肠中的环境　比如胃酸的浓度、菌群的状况等都会影响钙的吸收水平，乳酸菌就有利于钙的吸收和利用。

方法：保持健康的胃肠中的环境和菌群的正常状态，如多吃蔬菜、水果、粗粮等。

为什么越喝牛奶越缺钙？

很多营养学家认为牛奶含钙量高，且还含有多种氨基酸、乳酸、矿物质及维生素，促进钙的消化和吸收，大多认为牛奶是补钙的首选食物，如果每天喝 250 毫升牛奶，可满足机体所需 1/4 的量。在这种观念的指导下，于是很多人天天喝牛奶，甚至早一瓶晚一瓶，每天喝到 500 毫升，但缺钙现象却更加严重，这到底是为什么？

牛奶是酸性食物　首先，牛奶是酸性食物，酸性体质的人，喝牛奶不仅起不到补钙的效果，甚至有可能由于增加了血液的酸性，反而导致钙质从体内过多地流失。牛奶喝下后分解的是酸性物质如磷酸、乳酸、铜酸，而且牛奶中的钙质人体吸收不了，反而要骨骼溶出钙质去平衡酸液，故牛奶喝得越多，钙流失也就越多。如今人们选食物补钙时常首选牛奶，而不知道选择价廉物美、含钙丰富的豆腐海带，这是人们相信重复的谎言——牛奶补钙。

牛奶含钙并不高　牛奶的确含有钙质，如 100 克牛奶含钙 110 毫克，但牛奶中的钙多是磷酸钙，人体很难吸收。其他食物如 100 克海带含钙量高达 1 177 毫克，钙含量比牛奶高出 11 倍。许多蔬菜的钙含量也远远高于牛奶，如芝麻的含钙量比牛奶高 9 倍，蕨菜的钙含量比牛奶高 8 倍，豆腐、大头菜、小白菜、油菜、苋菜的含钙量比牛奶高 1.5 ～ 3 倍，紫菜则含钙 343 毫克。在蔬菜中，红萝卜的含钙量算是比较低的了，但 100 克红萝卜也有 33 毫克钙，比牛奶中的钙少不了多少。所以，随便挑一种绿叶蔬菜，钙的含量都不会低于牛奶。

喝牛奶的民族最缺钙 牛奶进入肠胃分解后产生酸性物质，并由肾脏排泄，导致人体骨骼中钙质流失，骨质疏松等症因之而来。人均喝牛奶最多的美国、芬兰、丹麦、瑞典四个国家，缺钙最严重，在这些国家发生骨折的人比比皆是。美国妇女喝牛奶最多，肉类、甜食也吃得最多，美国妇女是患骨质疏松症最严重的民族，成年后三分之一的人患骨质疏松症。中国妇女天生缺钙，欧美妇女的体质天生比中国人强，但由于欧美经济发达，妇女出生后天天喝牛奶，到中年以后，欧美妇女缺钙的情况却比中国妇女严重得多。现在发达国家已经认识到这个问题，不再提倡喝牛奶了。

不喝牛奶的民族不缺钙 非洲最落后的民族——斑图族，那里的妇女一生中生 10 胎左右，每个孩子都哺乳一年以上，母亲们以乳汁哺育小孩，每天消耗大量的钙，但斑图妇女并没有缺钙。斑图族妇女 65 岁时骨骼还很坚硬，无骨质疏松，还可扛几十千克重的东西走几十里路，她们从来没喝过牛奶，没有吃肉的机会，吃的是粗粮。我们中国在改革开放前经济落后，几千年来人们也不喝牛奶，特别是山区农村，至今很多人一生中未喝过一口牛奶，也没吃钙片，但缺钙的情况比实现了现代化的城市居民少得多，更比常喝牛奶的发达国家少。在从未喝过牛奶的山区居民，不少 80 岁的老人还能挑很重的担子，腰膀硬朗，骨硬牙坚，那是因为他们所吃的食物中含有充足的钙，如谷类、豆类、玉米、芝麻、蔬菜等，而现在城里人饮食西方化，常喝牛奶，肉食不断，精米细粮，饮料不绝，健康情况又是怎样？

牛奶不适合中国人　人类最完美的食物是人奶，人奶中的蛋白质含量是 5%，脂肪含量 4%。牛奶蛋白质含量是人奶的 3 倍，人奶蛋白叫清蛋白，比较容易处理，而牛奶中的蛋白质成分叫弱蛋白，在我们身体里很难处理。人奶中有非常丰富的活化脑细胞的成分，其中一种叫硫磺酸，牛奶中没有。牛奶进入胃之后，会自然形成凝乳，把食物包围起来，影响食物消化。牛奶是牛的乳汁，牛跟人不是同种属，牛奶含有 25 种以上异类蛋白质，跟人的蛋白质易产生排斥，还会造成人体过敏。小孩喝牛奶又吃肉，蛋白质超过了应摄取的量，蛋白质过量后患无穷，大量喝牛奶对身体的弊多利少。科学研究表明牛奶中的乳糖不易被黄种人吸收，所以中国人最适宜喝豆浆而不是喝牛奶。许多人终身未喝过牛奶，反而比喝牛奶的人活得更健康，这是明摆着的铁的事实。

现代牛奶生产中的问题　现在喝牛奶的人很多，当喝牛奶成为一种时尚时，牛奶的需求量也就大量增加，自然生产的牛奶已经无法满足城里人的需要，畜牧业也就因之而获得迅速发展，奶牛成了产奶的机器，养殖场奶牛的奶比杯子还大，接着取奶器，奶牛的使命就是多产奶。自然生育的乳牛一天产奶约 10 斤，牧场中乳牛的日产奶量是自然养殖牛的 10 倍，为了多产奶，在奶牛饲料中还添加大量抗生素、催乳剂、杀虫剂及促进生长的激素等，奶牛的寿命已严重缩短，这种激素最后就被人喝入。且中国乳制品的标准比世界各国都低，有毒物质、菌落都大量超标，喝这样的牛奶，残留的毒素也会随着牛奶进入人体，造成危害，公开报道的问题牛奶层出不穷。而现在城镇里的女孩 10 岁来月经，性早熟，与自幼喝牛奶吃肉食有关。

　　从上述事实可知，正常食用五谷杂粮蔬菜的人基本不会缺钙，不需要单独补钙，但是，一旦喝牛奶或吃肉食就可能出现缺钙，因为喝牛奶或吃肉食后，人的体液、血液变成酸性，呈碱性的钙元素便从骨头里溶出来以中和酸性，钙完成使命后变成废物从尿道排出去，钙就这样流失了。理论上牛奶是含有钙，可进入胃肠后人体不能吸收，反而要消耗人体的钙。牛奶喝得越多，产生的酸性物质就越多，钙流失也就越严重，所以越喝牛奶越缺钙！

　　在没有其他食物可食用或者不能进食其他食物的情况下，牛奶是可以成为可选择的食物的，故牛奶也是婴儿唯一可选用的食品，但要质量可靠、安全有保障，且也有只靠喝牛奶能够维持生命的报道。如今牛奶作为食品已经被商品化，销售中的包装牛奶饮用方便，而且有各种口味，所以偶尔或短时间饮用以调节口味未尝不可，但如不注重饮食搭配，想通过喝牛奶来完成补钙的话，那就越喝牛奶越缺钙！

为什么说蛋白质是生命的基础？

　　蛋白质在各类营养素中，占有着十分重要的地位，它由多种氨基酸结合而成，是构成人体细胞的基本物质，也是保证生理作用的物质基础，是维持人体生长发育和生命的主要营养素，约占人体总固体量的45%。人体的皮肤、肌肉、血液、内脏、毛发、酶、激素和抗体都是由蛋白质构成的，肌肉和神经细胞内蛋白质成分最多，并且人类的生命现象和生理活动都是通过蛋白质来实现的，所以说"没有蛋白质就没有生命"，蛋白质的生理功能大致有以下几个方面。

　　生长、更新和修补组织　　人体的生长发育，需要蛋白质来构建骨骼、肌腱和结缔组织。特别是在感染、外伤、手术等情况下，如果蛋白质供应不足，将造成伤口愈合减慢、病程迁延、恶化而影响康复。临床上很多病人如伤口愈合不良、水肿、出现某些感染等，其根源就是缺乏蛋白质。蛋白质不足的病人其临床结局明显恶化，包括住院时间延长、住院费用增多、并发症发生率增高、感染率增加、死亡率增加等。从营养角度来看，改善病人的蛋白质状况是提高生活质量、改善预后、挽救病人生命的重要支持和治疗措施之一。

催化功能 人体内随时都在进行着各种各样的化学反应，这些化学反应都是在一种也属于蛋白质的酶的催化下进行的。蛋白质是酶和抗体的主要成分，也是血液、奶和蛋白的主要成分。吃进的各种食物，都是在淀粉酶、胃蛋白酶等消化酶的作用下分解成各种基本的营养素，然后再分别被输送到身体的各个器官，随即又被合成酶重新组合成机体组织成分，于是才形成了肌肉脂肪、皮肤、毛发等。

激素作用 人体内很多激素的成分也是蛋白质或其衍生物，如生长激素、肾上腺激素、胰岛素等，它们调节着机体正常的生理功能。

供给热量 人体随时需要大量的热量，以维持正常的生理功能。蛋白质也是能量的重要来源，还能维持酸碱平衡，人体每天所需的热量中，有近 10% ～ 15% 来自蛋白质。

增强免疫力 人体免疫所需的白细胞和抗体、补体均需要有充分的蛋白质。如果长期缺乏蛋白质，人体的抗病能力将会明显下降，且易感染疾病。但影响免疫作用的还有多种维生素与矿物质等，不只是蛋白质一项而已。

维护神经系统的正常功能 蛋白质能加强脑和神经系统兴奋性，大脑在代谢过程中需要大量的蛋白质进行自我更新。蛋白质对幼儿大脑发育尤为重要，如果幼儿在脑细胞发育的关键期缺乏蛋白质，脑细胞就会减少，智力发育将会受到抑制和损害。

运载功能　　人体内各个组织细胞所需的氧气，以及它们产生的二氧化碳等废物，都是靠血红蛋白来运输的。血液中的脂肪、胆固醇、磷脂等，都是与不同的蛋白质结合后在血液中运输至各个器官。

肌肉收缩作用　　人体各个肌肉组织的收缩，是由肌动蛋白和肌球蛋白与其他物质协同完成的。

怎样补充蛋白质？

蛋白质在一生中都十分重要，若长期摄入蛋白质不足，将导致蛋白质缺乏，会出现身体瘦弱、容易疲倦、发育不健全或缓慢、贫血、血压偏低、消化不良、智力差、视觉差、便秘、头发枯黄、体重减轻、肌肉萎缩、疲乏无力、体质下降、病后恢复慢，严重者出现营养不良性水肿。蛋白质缺乏的主要原因有疾病导致进食障碍，使蛋白质摄入量不足甚至缺乏，另外因疾病、外伤等造成蛋白质的大量丢失，如肠瘘、大面积烧伤、大面积皮肤溃烂等。再就是因疾病导致蛋白质代谢功能紊乱，即使病人摄取足量的蛋白质，但不能被肌体所消化、吸收和代谢。

一个健康的人每天都需摄入一定量的蛋白质，蛋白质不足的人，补充蛋白质是必要的，这有助于改善蛋白质营养不良，恢复与改善肌体的免疫功能。而蛋白质摄入已充足的普通人或已过多者，再增加蛋白质的摄入量，其免疫力并不能相应增高，过量的蛋白质反而会带来不良影响。为使人们能健康地学习、工作和生活，必须保证摄取足够的蛋白质。

蛋白质分动物性和植物性两种，动物蛋白的来源有牛奶、鸡蛋、鸡肉、牛肉、猪肉、羊肉、鸭肉、甲鱼、黄鳝、虾、鱼、蟹等，其中以鱼类蛋白质纤维最细，最适合婴幼儿食用。鸡蛋的蛋白质和牛奶蛋白质也属优质蛋白，但6个月以下婴儿吃鸡蛋白容易造成消化不良或过敏，最好在6个月以后才食用。一些家庭肉食过多，特别是经济较发达的大中城市，动物蛋白质已明显过量，应该减少，而增加植物蛋白质。

绝大多数食物中都含有蛋白质，但其数量与质量并不尽相同。动植物食物蛋白质含有约26种氨基酸，有8种氨基酸体内不能合成，称为必需氨基酸，如亮氨酸、异亮氨酸、赖氨酸、蛋氨酸、苯丙氨酸、苏氨酸、撷氨酸和色氨酸。不同蛋白质含有不同量的必需氨基酸，其所含各氨基酸若配比合理，能完全为身体所利用，则生理价值高，称为优质蛋白质，比如母乳和鸡蛋，氨基酸评分为100，而谷类评分为65，因其赖氨酸含量低，只有一部分米蛋白能合成人体蛋白。

植物蛋白含量最多的是大豆，其次是麦和米，花生、核桃、葵花子、西瓜子、杏仁等也含有较多蛋白质，是植物蛋白质的良好来源。大豆在去壳灭酶（去掉胰蛋白酶）后，消化率可以从60%提高至90%以上。还有未经加工的谷类食物或粗粮，它们不仅营养全面、易于消化吸收，还能减缓衰老。米和麦类称为半完全蛋白质，其营养价值没有豆类高。谷粮类蛋白质含量虽不太高但很重要，杂粮和谷类就含有约12%的蛋白质，大米蛋白的生物价值很高，近似动物蛋白质。蔬菜、水果中蛋白质含量很少，其中毛豆、黄豆芽、扁豆、马铃薯、芋头等的蛋白质含量略高于一般蔬菜。玉米属于不完全蛋白质，其氨基酸成分和比例都低于人体蛋白，营养价值就较低了（仅指蛋白质方面）。

我国居民传统膳食中，60%～70%的蛋白质来自主食，我们每天吃的食物只要平衡，其实就可以摄入足够的蛋白质了，蛋白质的补充应以自然食物为主，自然食物不够时，才食用蛋白质营养补充食品。

如果蛋白质缺乏较为严重，已经产生了某些疾病时，仅靠饮食调节就不够了，在这种情况下就应及时地额外补充蛋白质粉，如发育期、怀孕、哺乳、灼伤、手术后、甲状腺功能亢进、瘦弱、免疫力低下、困倦乏力、消化性溃疡、疾病康复中、运动员、老人、长期素食者、因疾病而禁食者等。

为什么肾病患者要控制蛋白质摄入？

45 岁以后，肾脏功能每年会以 1% 的速度逐渐衰退。随着糖尿病和高血压的增多，由此而引起的糖尿病肾病和高血压肾病已占了肾病发病总数的 30%，其中 60% 的糖尿病人和 46% 的高血压病人最终会发展成肾病，并最终死于肾衰竭。医学界提倡对肾病患者进行低蛋白饮食治疗，认为低蛋白饮食可以延缓肾功能不全的进展。如果能在肾病早期就很好地控制病人的蛋白质摄入量，那么他们接受透析的时间可以推迟 6～7 年，由此带来的社会和家庭负担也将大大减轻。

糖尿病和高血压都是无法彻底消除的，为了延缓肾功能不全的进展，一方面要控制血糖和血压，另一方面就是要控制蛋白质的摄入量。

蛋白质除了供人体利用之外，还会分解出氮、酸和钾等物质，并且要经过肾脏将这些物质排出体内。蛋白质过多会加重肾脏的负担，如果肾功能受到损害，其代谢排放的速度就会大大降低，氮、酸、钾等物质无法排出，累积在体内就会变成毒素，严重危害健康。所以，控制每天所摄入的蛋白质含量，减轻对已经不健康的肾脏的负担，对于肾病病人来说尤为重要。

所谓低蛋白饮食治疗，就是严格控制肾病病人摄入的蛋白质含量。按照世界卫生组织的建议，一个从事轻微体力劳动的正常人，蛋白质的摄入量应为每天 1.2 克 / 千克体重，也就是说一个 50 千克的健康人，每天摄入的蛋白质是 72 克。而根据中华医学会肾病学会专家们的共识，轻微的肾病患者其蛋白质摄入量应降低到每天 0.8 克 / 千克体重，而肾功能严重不全的病人，应控制在每天 0.4 克 / 千克体重。

低蛋白饮食治疗是一个很复杂的过程，病人既要降低蛋白质的摄入量，又必须维持每天所需的营养。在发达国家，病人一旦被查出肾功能有问题，医生就会根据该病人的情况建议他每天摄入的蛋白质含量，然后病人拿着医疗处方去营养科，由营养师为其设计一份符合每天摄入量，而又保证营养和热量供应的营养处方。此外，医生还会给病人一份"食物成分计算表"，上面列有各种食物的蛋白质含量，供病人自己每天计算蛋白质的摄入量。病人还要定期回医院检查，看是否能适应低蛋白饮食治疗。

动物蛋白的来源是动物肉、蛋、奶、鱼类等，如今人们的饮食越来越丰富，肉类、海鲜等高蛋白食品占据了餐桌的重要位置，过多摄取动物性蛋白会损害健康。世界卫生组织建议人们要低蛋白饮食，所以即使没有患上肾病的健康人，对蛋白质的摄入量也应该加以控制，才能促进健康。

为什么说大豆是植物肉？

大豆原产于我国，是我国的传统食品。中医认为，大豆味甘、性平，具有益气健脾、润燥消水、清热解毒之功，主治疳积泻痢、腹胀羸瘦、妊娠中毒、疮痈肿毒、外伤出血等。

大豆含丰富的优质植物蛋白质、不饱和脂肪酸及维生素 B_1、维生素 B_2、烟酸等，蛋白质含量占 36.3%，多于同等重量的瘦猪肉（16.7%）、鸡蛋（14.7%）、牛奶（3.3%），其脂肪含量 18%，是补充蛋白质的优秀食品。

大豆制品中钙含量非常突出，另外还富含磷、钠、钾等多种矿物质及维生素，能延缓机体老化、阻止胆固醇和糖的吸收，对预防小儿佝偻病、老年人骨质疏松症及神经衰弱和体虚者很相宜，并对防止糖尿病和肥胖有一定的作用。大豆因蛋白质含量高又不含胆固醇，所以世界营养学会认为黄豆是"植物肉""豆中之王""营养之花"，是数百种天然食物中最受营养学家推崇的食物。美国将每年的 8 月 15 日定为"豆腐节"，可见美国对大豆的重视。

大豆蛋白是从大豆中提取出来的蛋白质，具有乳化性、凝胶性、保水性等特点，是动物蛋白所不能代替的。大豆制品极具营养价值，富含高钙、低脂、无胆固醇、高纤维，避免了食用动物蛋白带来的各种疾病，有助于减少饥饿感，减少能量转换和储存，从而达到控制体重的目的。

大豆蛋白是植物中最好的蛋白质，消化性很好，大豆的蛋白质所含必需氨基酸较全，尤其富含赖氨酸，正好补充了谷类赖氨酸的不足的缺陷，可满足甚至超过中老年人身体各方面的需要，所以应以谷豆混食，使蛋白质互补。大豆含有大量的不饱和脂肪酸，经加工可制作出很多种豆制品，有助于去掉人体内多余的胆固醇，是高血压、动脉硬化、心脏病等病人的有益食品。经常食用大豆蛋白制品，既保证营养的全面摄入，又易于消化吸收，而且对糖尿病、肥胖病、高血压、冠心病和动脉粥样硬化都有一定的防治作用。

大豆蛋白含铁量多，人体容易吸收，能保证全身肌肉组织、脏腑细胞的氧气供应，使机体保持旺盛的工作效率和敏捷的思维能力，对生长发育的小孩子及缺铁性贫血病人很有益处。大豆蛋白中的维生素 C、维生素 E 具有抗氧化功能，另外维生素 E 还具有提高机体的免疫能力、保持血红细胞的完整性、调节体内化学合成、促进细胞呼吸、保护肺组织免遭空气污染的作用。还含有丰富的微量元素硒，硒有提高机体免疫力和防癌抗癌作用，并有促进细胞增殖功能，所以大豆蛋白在延缓衰老方面发挥着重要的作用。

大豆富含纤维素，既能及时清除肠道中有害物质，保持大便通畅，又能调节体内热能，维护血糖平衡，对防治老年人肥胖和糖尿病都有重要意义。

大豆中所含的植物雌激素（主要是异黄酮）能有效地抑制人体内雌激素的产生，调节更年期妇女体内的激素水平，防止骨骼中钙的流失，可防治乳腺癌、前列腺疾病、结肠癌，可以缓解更年期综合征、骨质疏松症等。

煮、炒的黄豆，人体对其蛋白质的吸收消化率最多只有 50%，而把黄豆加工成豆腐后，破坏了豆中的纤维素成分，吸收率可达 85%。因此，大豆制品是中老年人最理想的选择，如豆浆、豆腐、豆芽等。但生大豆含有抗胰蛋白酶和凝血酶，不利于健康，所以大豆不宜生食，夹生黄豆也不宜吃，不宜干炒食用。

经常喝豆浆有什么益处？

豆浆是中国人的优秀传统食品，一杯豆浆（500 毫升）含钙 125 毫克、蛋白质 22 克、脂肪 9 克、碳水化合物 7.5 克、磷 225 毫克、铁 12.5 毫克、维生素 B_1 0.15 毫克、维生素 B_2 0.05 毫克、尼克酸 0.5 毫克等，属于低脂肪、低热量食物，男女老少可常年饮用。

一杯豆浆所含的蛋白质相当于 4 个鸡蛋或 150 克瘦猪肉，或 150 克鲜鲤鱼。豆浆中所含的蛋白质不仅量多而且质优，其必需氨基酸的比例恰当，适合于人体构成肌肉组织，豆浆中的脂肪含磷脂和不饱和脂肪酸，而不含胆固醇，是豆浆的独到之处，常喝豆浆血脂不会高。而且豆浆还有清肺化痰、降血压、降血脂的药用价值。糖尿病病人每天饮淡豆浆一杯，可以控制血糖升高。

豆浆含钙量高，而且容易吸收，是补钙的良好食物来源。钙和磷的比例也较合适，所以是儿童构成骨骼、牙齿，老年人预防骨质疏松的最佳食品。豆浆能改善骨骼代谢，预防骨质疏松，减少动脉硬化的危险。豆浆富含营养，常饮豆浆对预防胃癌有一定的作用。

豆浆中所含的铁也非常丰富，是牛奶的 25 倍，常喝豆浆可防治缺铁性贫血。豆浆营养丰富，是老人、儿童、孕妇、产妇、结核、肝炎、胃溃疡、高血压、冠心病、脑中风、大手术恢复期以及体质虚弱者补充营养、养生调理的理想食品。中国营养学会公布的《中国居民膳食指南》中，建议"每天吃奶类、豆类及其制品"，如能每天喝一杯豆浆，对提高营养水平，增强身体素质具有重要意义。

但豆浆并不是十全十美的，它含有某些抗营养因素，如果饮用不当，不仅不利于人体对养分的消化吸收，反而有害健康。黄豆里含有皂素、抗胰蛋白酶和凝血酶等有害物质，如果豆浆未煮熟就食用，可能会引起中毒，所以豆浆一定要彻底煮熟后才能饮用。另外不要空腹饮豆浆，因为空腹时豆浆里的蛋白质大都会在人体内转化为热量而被消化掉，不能充分起到补益作用。饮豆浆的同时吃些点心、面包、馒头等淀粉类食品，可使豆浆蛋白质等在淀粉的作用下，与胃液较充分地发生酶解作用，使营养物质被充分吸收利用。且不要一次饮用过多，否则易引起过蛋白质消化不良症，出现腹胀、腹泻等不适。对于婴幼儿来说豆浆则不能代替人奶，因为它的营养成分不能满足婴儿生长的需要。

哪些人不能多吃豆制品？

大豆也有不足之处，不是人人都宜，而且不同的豆制品其有效成分含量是不同的，以纯豆粉为最高，其次为豆腐脑、豆粉类饮品及豆腐。

大豆含有一定量的胀气因子低聚糖（棉子糖和水苏糖），大肠中的细菌在利用这些糖的过程中产酸产气，有利于肠道健康，但也会产生二氧化碳、氢气及少量甲烷气体，引起嗳气、腹胀、肠鸣等现象，所以吃多了容易胀气、放屁，故患有胃炎、胃溃疡者不宜常食豆制品。低聚糖耐高温，但溶于水，故在烹调豆类之前先把豆子浸泡1小时左右，然后把水倒掉，经浸泡或蒸煮、发芽等加工后基本能去除低聚糖，就不容易胀气了。容易胀气的人，要注意慢慢增加豆类的进食次数和分量，一次不要吃太多，身体才会逐渐适应。

从中医学的角度看，豆浆性偏寒，故平素有胃寒者、脾虚易腹泻、反胃、嗳气、腹胀的人，夜尿次数多、肾亏遗精的人，均不宜饮用豆浆，否则会加重病情或影响疗效。对于胃肠功能较弱的人，不妨改吃豆芽或豆制品。

豆制品中含有大量的蛋氨酸，它在体内某种酶的作用下可转化为同型的半胱氨酸，会损伤动脉管壁内及细胞，使胆固醇和甘油三脂易于沉积于动脉壁上，最终有可能导致动脉粥样硬化的形成，因此，老人过食豆制品也不可取。

长期过食豆制品也易患胆结石，因为豆制品中含有大量皂甙成分，能促进胆汁中胆固醇的分泌，降低磷脂及胆盐的浓度，进而导致胆固醇析出而诱发胆结石形成。豆类中的草酸盐可与肾中的钙结合，易形成结石，会加重肾结石的症状，所以肾结石患者也不宜食用。

豆腐中含有较多的嘌呤，嘌呤代谢失常的痛风病人和血尿酸增多的患者，吃了反而对身体不利。肾炎、肾功能衰竭的病人需要低蛋白饮食，而豆类及其制品富含蛋白质，其代谢产物增加肾脏负担，宜禁食。

豆制品中的钙含量相当丰富，但血钙浓度大幅度提高会阻碍微量元素锌的利用和吸收，人体一旦缺锌，就会引起食欲减退，易发生皮肤病等，所以长期食用豆浆的人不要忘记补充微量元素锌。

玉米该从餐桌上撤下吗？

玉米性平味甘，《本草纲目》言"调中开胃"，《本草推陈》言其"为健胃剂，煎服亦有利尿之功"，《医林纂要》言其"益肺宁心"，总之其有健脾和胃、利水消肿、渗湿去热、益肺宁心、平肝利胆、软化血管、降脂减肥等功能。

玉米含有丰富的不饱和脂肪酸、维生素、微量元素和氨基酸等营养成分，不仅淀粉含量高，而且维生素、脂肪、纤维素及矿物质的含量也很高，因而国内外营养学专家将玉米称为"黄金食物"。

老玉米（主要是胚芽中）含有大量的卵磷脂、亚油酸、谷物醇和丰富的维生素 E。玉米中的不饱和脂肪酸，尤其是亚油酸的含量高达 60% 以上，人体吸收率高达 95%，它和维生素 E 协同作用，可抑制胆固醇吸收，降低血胆固醇浓度，防止胆固醇沉积于血管壁，因而对冠心病、高血压、动脉硬化、血液循环障碍、高脂血症等有良好的治疗作用，全世界唯一没有心血管病例记录的印第安人，正是因为长期食用玉米。我国长寿之乡巴马地区的农民过去也正是以玉米为主食，所以心脑血管病患者很少。可玉米现在在我国主要用作动物饲料，正在从大众的餐桌上撤退，这种情况令人担心。

国内外有关资料报道，以玉米为主食的地区，癌症发病率普遍较低。玉米含粗纤维比精米、精面高 4 ~ 10 倍，是粗粮中的保健佳品，玉米中还含有大量镁、硒等微量元素及 40% 麸质、维生素 B_6、烟酸、纤维素、胡萝卜素等成分，不仅可加强胃肠蠕动及胆汁排泄，加速粪便排泄、排除毒素，预防便秘、肠炎、肠癌等，还可分化癌细胞，抑制肿瘤的发展。排便不好的人，改吃几天玉米饭，排便就会正常。玉米含有丰富的维生素 A、谷胱甘肽及镁，这些物质均具有抑制人体癌细胞生长、发展的作用。

玉米中的纤维素可吸收一部分葡萄糖，使血糖浓度下降，因而对糖尿病有一定的治疗效果。玉米中的维生素 K 能增加血中凝血酶元的作用，加强血液凝固，因而对出血性疾病有积极的治疗作用。玉米中含有多种易被人体吸收的赖氨酸，因而具有健脾开胃、增进食欲的作用。玉米中含有较丰富的谷氨酸，因而能促进脑细胞的发育、改善脑组织的血液循环，对脑动脉硬化、神经衰弱、失眠、老年性痴呆等也有治疗作用。玉米还能减肥，长期吃玉米不长脂肪，胖子长期吃玉米也会变瘦（当然吃的量也要控制）。中国山区的农民原来是吃玉米的，因此他们很少发生疾病，改革开放后改吃大米了，很少吃玉米了，各种疾病的发生率也就猛增。

德国营养保健协会的专家们曾对玉米、稻米、小麦等多种主食进行了营养价值和保健作用的研究。结果表明，在所有主食中，玉米的营养价值和保健作用是最高的，玉米含有大量的营养保健物质，除了碳水化合物、蛋白质、脂肪、胡萝卜素外，还含有核黄素、维生素等营养物质。研究还显示，特种玉米的营养价值要高于普通玉米。负责这项研究的德国著名营养学家拉赫曼教授指出，在当今被证实的最有效的50多种营养保健物质中，玉米含有7种：钙、谷胱甘肽、维生素、镁、硒、维生素 E 和脂肪酸。经测定，每100克玉米能提供近300毫克的钙，几乎与乳制品所含的钙相当，丰富的钙可起到降血压的功效。天然维生素 E 则有促进细胞分裂、延缓衰老、降低血清胆固醇、防止皮肤病变的功能，防止肌肉萎缩及骨质疏松，还能减轻动脉硬化和脑功能衰退。玉米富含维生素 C 等，有延年、美容作用。研究人员指出，玉米含有的黄体素、玉米黄质可以对抗眼睛老化。此外，多吃玉米还能抑制抗癌药物对人体的副作用，刺激大脑细胞，增强人的脑力和记忆力。玉米的营养、保健和食疗价值都很高，各国营养学家们对玉米的功效也表示了认同。

在每一粒玉米中间都有一颗小小的胚芽，从玉米的胚芽中榨取的玉米胚芽油，也是现代家庭的健康使者。玉米胚芽油以玉米胚芽为原料，提取了玉米的大部分精华，是经过对玉米胚芽进行脱酸、脱胶、脱色、脱臭、脱腊等工艺后精制而成的高级保健食用油。玉米胚芽油口味清香爽口，天然保健，油质清淡纯净，不油腻，没有油烟，人体对它的吸收率达97%，它含有的各种营养成分极易被吸收。在欧美及日本，玉米胚芽油已成为百姓家庭最受欢迎的食用油。

100 克不同谷物提供的主要营养素（仅供参考）

含量\n种类	热量\n（千卡）	蛋白质\n（克）	膳食纤维（克）	维生素\n$B_1$(毫克)	维生素\n$B_2$(毫克)	维生素\n$B_6$(毫克)	维生素\n$B_{12}$(微克)
大米	343	7.7	0.6	0.33	0.08	0.2	20
小麦	350	9.4	2.8	0.24	0.07	0.05	17.3
玉米	196	4	10.5	0.21	0.06	0.11	15
小米	359	9.2	1.6	0.67	0.12	0.18	73
糯米	345	7.3	0.8	0.19	0.03	0.04	23
黑米	339	8.9	2.8	0.41	0.33	0.54	104
燕麦	367	15	5.3	0.3	0.13	0.16	54.4

需说明的是，以上营养成分仅供参考，因谷类的品种及成熟度不同而营养素含量也不相同。由上表可知，老玉米在谷物类中所含的热量、蛋白质是最低的，而膳食纤维则是最高的，因此特别适合于防治糖尿病及防治便秘者食用。

随着人们健康意识的不断提高，人们将从玉米的食用中直接受益，对于今天吃惯了精白米面的居民来说，不妨多吃些玉米。玉米的蛋白质含量比稻米和面粉低，且品质也不如大米，氨基酸不平衡，赖氨酸、色氨酸和蛋氨酸的含量不足，故成长中的儿童不宜多食。

蔬菜水果在健康饮食中有什么作用？

《本草纲目》"菜部"前言中曰："五菜为充，所以辅佐谷气，疏通壅滞也。"蔬菜是人体维生素、无机盐和膳食纤维的主要食物来源，同时蔬菜还有促消化、提高膳食色香味的作用。我们日常食用的各类蔬菜、水果有几百种，任何一种蔬菜或水果也不能提供我们所需的全部营养素。蔬菜、水果对我们机体健康的作用是巨大的，蔬菜水果是维持健康、提高运动能力、防治疾病的重要保证，在我们的膳食当中占有相当重要的地位。

我国居民容易缺乏的营养素是维生素 A 和维生素 B_2，而蔬菜中的胡萝卜素在体内可转变为维生素 A，因而可以防止维生素 A 的缺乏，同时胡萝卜素还具有抗氧化的作用，可以抗衰老和防止癌症的发生。维生素 B_2 主要含于动物内脏，但有的绿叶蔬菜例如芹菜、荠菜、西兰花、芫荽、小白菜等含量都较高，可以补充膳食之不足，有利于提高膳食的质量。

蔬菜水果富含维生素和矿物质，绝大部分蔬菜、水果蛋白质含量很低，且质量也不全面，其所含的脂肪也低，因此，它难以作为我们膳食中蛋白质和脂肪以及热能的来源。维生素 C 和膳食纤维最重要的食物来源就是蔬菜，其次为水果，所以长期不吃蔬菜就容易缺乏维生素 C。蔬菜水果的矿物质含量也比较丰富，尤其是钙和铁，其他矿物质如钾、镁、锌、碘也含量丰富。蔬菜中的钙、铁等矿物元素虽然吸收利用率低于动物性食物，但在膳食中还是能起到一定的作用。

蔬菜水果中还含有一类重要的活性物质总黄酮（黄酮类物质），总黄酮是人体必需营养素，人体内不能合成，只能从饮食中摄取。总黄酮在蔬菜水果中一般含量很低，分布也不均匀，在水果中主要存在于果皮部位，在蔬菜中主要存在于光照充足的地上茎叶部分。如果蔬菜水果食用量不够，总黄酮摄入量不足，就会引起机体生理功能失调，抗病力与自愈力低下，易患多种疾病。

各类蔬菜和水果含有丰富的膳食纤维，在维持身体健康方面作用很大，因而一日三餐都不应缺少蔬菜。蔬菜的种类繁多，各种蔬菜所含的营养成分各不相同，所以在选用蔬菜时要注意合理的搭配，不要挑食，应当多样化，经常变换品种，尽可能选用营养丰富的蔬菜。同时，再适当吃一些对自己身体有益的各种水果，这样我们的身体才能获取比较完美的各种营养成分。

蔬菜生吃好还是熟吃好？

绝大多数人都习惯于熟食，但一些人认为，生吃蔬菜更健康，到底是生食好还是熟食好？

蔬菜有坚韧的细胞壁，其中富含纤维，对肠胃有一定的刺激作用，其中也有一些抗营养物质。熟吃蔬菜主要有三个目标：一是软化纤维，缩小体积；二是破坏细胞壁和细胞膜，帮助细胞内部的成分转移到细胞外，被人体充分吸收；三是烹调还能破坏其中的有机磷农药，除去一部分草酸和亚硝酸盐，杀灭细菌和寄生虫卵，大大提高安全性。而且对于很多蔬菜来说，熟吃显然更有味道。

按我国营养学会的推荐量，每日要吃 300 ~ 500 克的蔬菜，其中一半是深绿色叶菜，但如果我们生吃 200 克这种深绿叶菜，比如菠菜、油菜、芥蓝、绿菜花、茼蒿、茴香等，操作的难度实在太大，而豆角、豌豆、毛豆之类的蔬菜则不能生吃。因此，生食蔬菜往往会导致蔬菜摄入量不足，且蔬菜品种会受到很大的限制。

适宜生吃的蔬菜有胡萝卜、黄瓜、青瓜、西红柿、柿子椒、莴苣等。生吃的方法包括饮用自制的新鲜蔬菜汁，或将新鲜蔬菜凉拌，可酌情加醋、少许盐，而胡萝卜、包心菜、甜菜、花菜等，可通过绞碎、发酵产生活性酶后再食。胡萝卜也可每天细嚼慢咽 15 克，每天 1 次，长期坚持，可能会起到抗癌的奇效。黄瓜富含维生素 C，新鲜黄瓜中含有维生素 C 由高至低的顺序为瓜皮、瓜籽、瓜肉，所以生吃黄瓜最好不要削皮。生吃莴苣最好是先剥皮，洗净，再用开水烫一下，拌上作料腌上 1 ~ 2 小时再吃。血液病患者可生吃卷心菜、菠菜或饮其生鲜蔬菜汁液，因为菜中的叶酸有助于造血功能的恢复。高血压患者可每早空腹食鲜芹菜汁。年纪大的人（尤其有疾病的人），可把蔬菜榨成汁，喝蔬菜汁，生的菜汁、果汁一天 1 ~ 3 杯，这样有利于吸收。

将蔬菜和水果一起打汁或打浆饮用的吃法，实际上是西方人为了弥补蔬菜摄入量不足、改善生蔬菜口味的一个方法。这种方法虽然会造成酶促氧化，令维生素 C 和水溶性抗氧化成分大量损失，却能保留蔬菜中的一些保健活性物质。每日饮用两杯果菜汁的确可以增加蔬菜的食量，同时又不会增加脂肪和盐，是有益健康的，但不能取代吃蔬菜。

蔬菜中大都含有一种免疫物质——干扰素诱生剂，它作用于人体细胞的干扰素基因，可产生干扰素，具有抑制人体细胞癌变和抗病毒感染的作用。而这种"干扰素诱生剂"不能耐高温，只有生食蔬菜才能发挥其作用。此外，新鲜蔬菜、水果、菌类等在烹调时，其维生素、无机盐以及某些抗癌因子等都会受到不同程度的损失，各类生理活性物质包括抗癌物质也会遭到严重破坏。只有生吃时，它们才能更有效地接触人体黏膜细胞，进而更好地发挥作用，所以，凡是能生吃的蔬菜最好生吃。生食可保存很重要的东西——酶、酵素，熟食营养就破坏了，包括水溶性营养素。

生蔬菜中含有较多未经软化的纤维，对肠胃有一定的刺激作用。体质强、消化力强、身体发热能力强、容易上火、经常便秘的人适合多吃生蔬菜，而体质弱、消化力差、容易胀肚、容易腹泻的人应

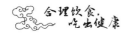

当避免食用大量生蔬菜。

现代的人特别是西方人，为了健康流行生吃蔬菜，现在营养学家们也都推崇能生吃的蔬菜尽量要生吃，不能生吃的蔬菜也不要炒或煮得太久，尽量减少营养的损失。其他蔬菜不要煮久，水开后放下去，烫一下就捞起来。生吃蔬菜要注意营养、健康和卫生的统一。在生吃瓜果蔬菜时，必须进行消毒处理，取自天然种植的最好，但现在市场出售的蔬菜有时难免受到农药和其他工业品化学品污染，故可用清水冲洗后，再用开水浸烫一下，或者用清洁消毒剂清洗。凉拌蔬菜时加上醋、蒜和姜末，既能调味又能杀菌。

我们熟食蔬菜，并不是指用高油脂烹调，也不意味着用过高温度加热。在我国传统的烹调方法中，有很多烹调温度较低的熟食方法，包括蒸、焯、白灼、炖煮等。把蔬菜在沸水中快速焯过，或者快速蒸熟，可以极大地提高安全性，特别适合脆嫩蔬菜和绿叶蔬菜的烹调。我们传统中的炒菜，也并非一无是处，低温快速炒制，或短时间微波烹调，可以保留蔬菜中的绝大部分营养成分和抗癌物质。真正需要反对的不是熟食蔬菜，而是使用大量油脂、油温过高、过久甚至煎炸等错误的烹调方法。

总体而言，蔬菜生食与熟食各有优势，是否选择生食，要看个人的生活条件和体质状况以及喜好而决定。对于大多数人来说，吃清淡烹调的熟蔬菜，加上部分清爽脆嫩的生蔬菜，应当是最理想的选择。

新鲜蔬菜一定好吗？

食物储藏时间越长，接触气体和光照的面积就越大，一些有抗氧化作用的维生素（如维生素 A、维生素 C、维生素 E）的损失就越大。有的新采摘的绿叶蔬菜每放置一天，所含维生素就会减少10%左右，其他营养物质也有所减少。比如刚采摘的菠菜，在20℃室温条件下存放4天后，叶酸的水平可下降50%。即使将菠菜放入温度控制在4℃左右的冰箱内，8天后叶酸同样会下降50%。

一般来说，蔬菜应尽量现吃现买，最好吃多少买多少。但研究表明，有的蔬菜存放一周后的营养成分含量与刚采摘时相差无几，甚至完全相同，而刚刚采摘的蔬菜常常还带有多种对人体有害的物质。西红柿、马铃薯和菜花经过一周的存放后，它们所含有的维生素C都有所下降，而甘蓝、甜瓜、青椒和菠菜存放一周后，其维生素C的含量基本没有变化。经过冷藏保存的卷心菜，甚至比新鲜卷心菜含有更加丰富的维生素C。

一些人专挑着油绿新鲜的蔬菜买，为了不流失营养，回家后就洗切烹调。此外，现在农作物在种植生产中，有的种植户大量使用化肥和其他有机肥料，特别是为了防治病虫害，经常施用各种农药，有时甚至在采摘的前一两天还往蔬菜上喷洒农药，这些肥料和农药对人体是有害的。食用时最好是暂时存放，使残留的有害物质逐渐分解减弱后再吃也不迟，而对于那些容易衰败的蔬菜，也应多次清洗之后再食用。

总之，生活中我们切不可为了单纯追求蔬菜的新鲜，而忽视了其中可能存在的有害物质，对于瓜果类蔬菜应适当存放一段时间后再食用。

哪些烹调方式会导致营养素流失？

要吃出健康，首先要从家庭餐桌上做起。除采购、加工不当会导致营养流失外，我们在储存、清洗和制作的各个阶段，不经意中都有可能使部分营养素流失。

淘洗过度 大米加工时，就已经损失了很多营养物质，而我们有些人在煮饭时还怕不干净，把米淘了又淘，甚至用手反复搓洗，直到水清为止，殊不知淘米的次数越多，营养素损失也就越多！每淘洗一次，维生素 B_1 可流失 31% 以上，维生素 B_2 损失 25% 左右，无机盐可损失 70%，蛋白质损失 16%，脂肪损失 43%。所以，一般用清水淘洗一两遍去掉大米表面上的杂质灰尘即可，而淘米的浑水其实含有大量的营养物质，不应倒掉而应与米一起煮，倒掉淘米水是人类的自作聪明。

丢弃菜叶 很多人为了吃好吃精，认为越嫩越好，所以把菜剥了又剥，只吃里面的菜心儿，扔掉菜叶（如白菜叶、芹菜叶、莴笋叶、油菜叶等），其实蔬菜的外皮和叶子中的营养素含量明显高于菜心。如莴笋叶中的胡萝卜素及钙含量要比茎部高 5.4 倍，所以菜叶不要剥掉太多，只把外面那一层老的去掉即可。

蔬菜先切后洗 蔬菜切后再洗其营养损失很大。以新鲜绿叶蔬菜为例，先洗后切的维生素 C 仅损失 1%，切后浸泡 10 分钟维生素 C 会损失 16% ~ 18.5%，切后浸泡时间越长维生素损失也就越多。此外，切菜不宜切得太碎，如能用手拉断就尽量不用刀切，因为铁会破坏维生素 C。

不要汤汁 维生素、无机盐等多种营养物质会溶于汤汁中，菜汤、肉汤、面汤以及捞饭的米汤都应食用，不可废弃。做饺子或包子馅时，最好把剁菜时挤出的菜汁用来调肉馅。

捞饭弃米汤 我国南方地区的一些居民喜欢吃捞饭，将大米煮至半熟时将米捞出蒸熟，而米汤却倒掉了，这是一种非常不科学的烹饪方法，和前面说的淘洗过度一样，大量存在于米汤中的维生素 B 和维生素 C 被丢弃了，有损健康。

加热温度过高时间过长　蒸煮过度会使许多维生素遭到破坏，多叶蔬菜在加热过程中会损失 20% ~ 70% 的营养物质，维生素 C 和维生素 B 族是不耐热的，经高温爆炒或煮久一点就被破坏了很多，有的人把蔬菜都煮烂了，维生素已所剩无几。因此，蒸煮食物应熟即止火，尽量避免煎炸，煎炸会破坏掉食品中维生素 A、维生素 C、维生素 E，还会产生有毒物质丙烯酰胺。

反复解冻　很多家庭将一大块冻肉解冻后，将切剩下的肉块重新放入冰箱冷冻。还有的人为了加快解冻速度，用热水浸泡冻肉，这些做法都是错误的，鱼、肉反复解冻会导致营养物质流失并影响肉的味道。所以，一般鱼、肉应遵守分块快速冷冻、缓慢化冻（4 ~ 8℃）的原则。

方便面应该怎样吃？

20 世纪发明的方便面至今已超过半个世纪，方便面食用方便，既可以当点心、宵夜，又可以当正餐，非常适合繁忙的上班族，但如食用不当，对健康可能会有一定的影响。

以米、面为主要原料的食物如白米饭、馒头、包子、面条是我们传统的主食，提供的主要是能量，因此当人们感觉饥饿时，食用这些食物后就能迅速补充能量。各类面条、炒饭、凉皮、炒河粉、方便面，均含有蛋白质、碳水化合物与脂肪，只是含量不同。

方便面是用精白面粉先蒸煮熟后制成面饼，然后用棕榈油快速炸制，脱去表面附着的油脂，再配上料包。油炸方便面实际上就是面粉加上油脂，和炸油饼没有本质上的区别，但油炸温度较低、丙烯酰胺等有害物质较少，营养素损失也少一些。面饼含油脂通常在16%～20%，除非额外添加，否则经油炸后的方便面其他营养成分如蛋白质、脂肪、维生素和矿物质很少，其维生素和矿物质含量低于面粉中的含量，其营养价值应该低于馒头烙饼之类的普通面食，而油脂则高出不少。也有不经油炸的方便面，其实质就是未经油炸的面条加上料包而已，相当于传统的挂面和切面。怎样区分是否油炸？本人的经验是：用开水泡面时先不要加料包油包，泡出来的面汤表面上如附有油珠即为油炸。

方便面中的料包通常有三个：第一个是液态调味油包，或者是加了动物油的块状酱包，酱包提供的是饱和性脂肪，油脂含量超过50%，油包95%以上是不饱和脂肪；第二个是盐和鲜味剂或香料、紫菜虾皮等混合而成的粉包，含有较多的盐分、味精、鲜味剂；第三个是有一点脱水蔬菜或肉粒等，只能作为颜色的点缀，没有什么营养作用。即使是各种名目的鸡汁、牛肉汁、虾汁等料包，其中的成分也非常少甚或没有，所以仅食用方便面而不添加其他食物的话，就远远满足不了我们每天所需要的营养素。即使是新鲜的方便面，如果长期当作正餐，而不添加其他食品，就很容易造成营养不平衡和多种微量营养素缺乏。

一款100克的面饼和料包，大约可以提供450千卡左右的热量，而100克面粉制作的馒头，则只能提供360千卡左右的热量。因此，在同样的重量下，方便面可以提供比馒头米饭更多的热量和脂肪，是良好的能量食品。有专家研究后认为，从食物的性价比考量，一款优质的方便面产品明显高于汉堡包、速冻水饺等同类快速食品；从食品安全的角度考量，具有品牌信誉的方便面也比各类摊点餐食或外卖盒饭更有安全保障。

方便面如果真的非油炸、不含防腐剂、无添加剂等，则和米饭、馒头、面条等食物没什么本质区别。如果我们只吃大米饭，或者馒头、面条，而不再搭配其他食物如蔬菜水果等，那么这些食物提供的营养素同样也不均衡，其结果不会比单独食用方便面好到哪儿去。食物只有高能量和低能量之分，没有绝对不能吃的食物，也没有可以无限吃的食物，关键是要掌握好吃的量和吃的方法。不管中式快餐还是西式快餐，一般都达不到营养均衡的要求，如果把它当成主食天天吃，肯定是不对的，所以不是方便面能不能吃的问题，而是应该怎样吃的问题。方便面适合作为正餐的能量来源，也适合短时应急食用，不过在食用方便面时，应该适时搭配蔬菜、水果或其他菜类，补足其他营养素，同时多喝水，这样营养素才会均衡，膳食结构才能合理健康。

总之，方便面（含同样方式制作的方便粉、方便米线等类似的其他方便食品）作为一种方便食品，食用方便省事，在需要的时候偶尔吃一些绝对不会有什么问题，但不宜经常单独吃，为了营养均衡，在食用时应注意以下几点。

一是方便面（粉）通常作为人们替代一餐的食物，它不能替代蔬菜、水果、豆制品、肉类、蛋类等其他各种食品，只适合于临时就餐不便或受条件限制吃不到正餐的时候食用，如短时间出差、旅游、野外、抢险救灾、或工作忙没时间做饭菜等，它能暂时补充能量，维持生命，但最好不要天天吃，更不要餐餐当主食吃。

二是喜欢方便面或确实由于条件限制、需要较长时间吃方便面时，有条件时最好能用水煮着吃，并增加一些副食如蔬菜、水果、豆制品等，蔬菜水果数量应该保持在 250 ~ 300 克，可以使方便面的营养平衡得到改善。

三是泡方便面时先不要放料包等配料，最好先把第一次泡的汤水去掉，再加入料包等，重新加入开水或别的汤，其调味品只放一半或三分之一，以减少盐分、油分的摄入。如果方便面添加了如防腐剂等，则患有肠胃疾病和胃口不佳、吸收不良的人，应禁吃。

味精有害还是有益？

全球约有 20 个国家生产味精，每年产量达 40 万吨左右。我国不仅是味精生产大国，也是消费大国，产量居世界首位。

20 世纪中叶，由于中国餐馆里使用大量味精来调味，不少西方人在中国餐馆里进食后发生不适，这些味精症候后来被称为"中国餐馆症"。针对这一问题，不同的科学家各自进行了多次的对照实验，综合这些研究的结论，可以说中国餐馆症候群与食用味精并无直接的关系，而是一种特定人群对特定食物成分敏感的现象，其感觉因人而异，有极大的人种差异性，通常白种人对食物过敏的案例较多。可能是这些人对忽然增加的味精产生敏感反应，凡是吃了含大量味精的食物，就感到不适。另一方面，除了那些"味精症候"的短期不适外，科学至今仍未能证实味精对人体有长久的、严重的害处，但并不等于它无害。

1973 年，世界卫生组织订下了一个最高个人每日进食的建议量，适用于出生 12 个星期以上的婴儿及成人，每公斤体重可服食 120 毫克谷氨酸，等于成人每日可以吃 6 克（约一茶匙）的味精。后来国内外营养学家进行了大量科学实验研究，证明味精属于人体所需的重要营养素之一，是存在人类食物及人体本身的天然物质，人体摄入味精可以完全消化、吸收并进行正常的生理新陈代谢，最终证明人食用味精是安全的。1987年，在荷兰海牙举行的第19届联合国粮农组织及世界卫生组织食品添加剂法规委员会会议正式宣布，取消每天6～7.5克味精食用限量的规定，这项决议意味着作为食品风味增强剂的味精，人们可以根据食品加工和口味的需要，可以自由调整用量，按各人喜爱程度摄取。

味精（谷氨酸钠）是食品的一种天然成分，几乎所有含蛋白质的食物（包括人乳牛乳）都含有味精。人体内不断制造谷氨酸盐，成分与味精完全相同。平日煮食时使用的味精，分量还比身体里已有的及从其他食物吸收得少。味精能被吸收、进入体内能参与合成人体所需要的蛋白质，可刺激食欲促进消化，但不宜多食，任何食物过量服用都会有害、都不安全。过多食用味精会使血液中谷氨酸含量升高，影响人体对新陈代谢必需的钙、镁离子的利用，造成短时间的头痛、心跳加快、恶心等症状。而且味精含有钠，多食容易造成钠摄入量超标，不仅容易口干，也容易导致钙质的流失。

总之，味精作为一种调味剂（鲜味剂），不仅有鲜味，而且有营养，在人体氨基酸的合成中有重要的作用。

但食用味精时需注意：一是儿童不要大量食用味精，1岁以下的婴儿不要食用味精，哺乳期喂养孩子应少吃或不吃味精；二是不要长时间、习惯性大量食用味精；三是不要对味精高温加工，味精在高温时会分解成有害物质。最好在出锅之前再加入味精，这样效果最佳，因为长时间加热会形成焦谷氨酸钠，丧失了味精的鲜味。

第三章 少食与健康

　　自古以来人们都在追求健康长寿。科学比较发达的今天，不管生物学、医学领域已经扩展到了多么广阔的程度，仍然未能破解生命的老化之谜。尽管人类的老化不可阻挡，但是现代生物学之有别于文学的威力，就在于能够鉴别出影响老化进程的各种因素，运用我们在分子层次操纵生命分子的能力，减少促进老化的因素，增强延缓老化的因素。到底有没有这样的方法？

　　目前研究的一个方面是限制饮食热卡，也就是吃得少一些。自1930年以来就有人进行了这方面的科学研究，证实了少吃能延缓衰老并延长寿命。

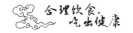

为什么说吃多动少是现代病的诱因？

要保持身体健康，需要把握好摄入与消耗的平衡。当前影响我国居民健康的主要因素有两点：一是缺乏锻炼，二是摄入热量过多。生活条件越来越好，而患病的概率却越来越高，主要原因就是吃得多动得少，导致热量过剩。加强体育锻炼，增加肌肉活动和体能消耗固然是保健的一个非常重要因素，然而饮食过多也不可能保持身体健康。如多喝一罐可乐（335毫升）摄入的热量约144千卡，相当于多吃了一两馒头，可抵消40分钟散步所消耗的热量。

人体每时每刻都在进行新陈代谢，依靠进食而获取构成身体的物质和维持生命活动所需要的能量。人不吃饭会饿，能量摄入不足，会影响健康甚至患病，但能量过剩也会影响健康，也会患病。只有当摄入的物质和能量与人体的需要基本相等时，人才会健康。

几百万年以来，人类是靠体力劳动来生存和发展的，人类遗传的惯性方向就是让人体保持适应繁重的体力劳动状态。也就是说，人类的生产方式是以肌肉收缩为本质特征的体力劳动，工业革命使人类进入了现代化，为体力劳动而设计的躯体却逐渐荒废了。在体力劳动过程中，人体的骨骼、肌肉、韧带和关节每时每刻都受到力的刺激，肌肉的每一次收缩活动都伴随着以燃烧血糖为物质基础的能量代谢，同时人体的肌肉和皮肤内的力学传感元件，也在每时每刻向大脑传递运动和感觉信息。工业革命后，人类逐渐进入了现代化，部分机器取代人力，很多人体力劳动明显减少，人们处在了另一种生理状态中。

事实上，人类在近5万年的进化，中身体结构和机能却几乎没有什么显著变异，这就造成了人类几百万年来强大的遗传惯性与几十年来人体力学环境突变这样的一对矛盾，结果就产生了由于体力劳动不足而引发的各种"文明"疾病。

另外，社会进步、工作紧张、竞争激烈等，给现代人构成了巨大的压力，现代人类在努力地适应这样的生活和工作环境，适应不了就会产生精神和神经系统方面的问题。过量的神经压力对人的身体和神经都是有害的，而体育手段可以用来缓解神经压力，且十分有效。

总之，现代"文明"病产生的土壤，在于高度现代化的社会带给人们以舒适的生活环境和懒惰的生活方式。

轻微饥饿为什么有益健康？

很多研究表明，吃得少可能会使人的身体更健康。美国科学家的实验表明，轻微饥饿有助于防治一些常见病，有助于健康长寿。乞丐的健康状况比富人好，原因是他们从来不吃得过饱，粗粮吃得多，而且他们很少使用抗生素，肠道里助消化的有益细菌较多，这些都有利于健康。

加利福尼亚大学洛杉矶分校的罗伊•沃尔福德教授和他的7位同事，从1991年到1993年在亚利桑那州大沙漠"第二生物圈"里"与世隔绝"地生活了两年，进入"第二生物圈"旨在试验人类能否在太空生存。科学家们在那里制造维持生命所需要的空气，把自己用过的每一滴水收集起来循环使用，种植自己食用的作物。由于环境恶劣，科学家们在"第二生物圈"内能吃到的食物很少。

沃尔福德记录了减少食量后这些科学家身体状况发生的变化：4名男子的体重平均下降18%，4名女子的体重平均下降10%，8位科学家的血压平均下降 20%，血糖和胰岛素平均下降 30%。8 人的胆固醇值由平均的 195 下降到"极其健康和正常的 125"。沃尔福德教授说，他于 1993 年走出"第二生物圈"后继续节食，因为这样有助于健康长寿。

现代研究人员确信，寒冷环境可使生物通过降低代谢率的方式延长寿命，热量限制能延缓包括人类在内的动物衰老过程。细胞死亡是衰老的重要因素，而轻微饥饿会激发体内的潜能，使之拯救细胞不死。

有无少食能延年益寿的实验依据？

西晋文学家张华（232–300 年）说："所食愈多，年愈损焉。"唐代孙思邈也将"腹中少食"作为延年益寿的秘诀之一。中国有句俗语叫"饭要七八分饱，吃得少活得长"。为什么女人的寿命比男人长？其中一个重要原因就是女人比男人吃得少，吃得多是导致男人命短的重要原因之一。两性天生就有一些生理上的差异，其中男性基础代谢要比女性高 5% ~ 7%，即能量消耗要比女性高。而在能量的摄取和消耗与寿命关系的学说中，实际上两者是呈反比关系。

20 世纪 30 年代，美国康奈尔大学的营养学家克莱德·麦卡完成了一个很有说服力的实验，即老年医学研究中著名的"麦卡效应"：把一群小白鼠分成两个组，一组为限量组，只限制它们保证其生存所必需的营养，喂食正常量的 60%，1 000 天后，小白鼠骨骼还在缓慢生长，体内引起衰老的基因几乎没有发生变化，寿命明显延长，平均存活期为 1 300 天左右。而对另一组白鼠则供应充足的食物，让它们自由摄食，能吃多少就吃多少，结果它们半年后骨骼全部停止生长，平均寿命仅 900 天，而且肿瘤发病率也比限食组高得多。研究人员认为，少摄食后产生的损害性自由基相应减少，对人的 DNA 和细胞破坏也减少，因此衰老也会减慢。

日本东海大学一项动物实验也得出相近的结论，吃八成饱的小白鼠的平均寿命是饱食组的 1.6 倍。美国曾做过另一项动物实验，两群猴子，一群吃饱为止，一群七八分饱。10 年下来，每餐吃饱的猴子腹部膨大，患血脂紊乱、脂肪肝、冠心病的多，100 只猴子死了 50 只。另一群猴子苗条、健康，精力充沛、活蹦乱跳，100 只中死了 12 只。到 15 年时，顿顿饱餐的猴子全都死了，而剩下的猴子则都是在进食七八分饱那一群的。美国老年医学研究人员让一组猴子自由取食，每天摄取 500 ~ 1 000 卡的热量，另一组猴子则至少减少 30% 的卡路里。结果显示，限制卡路里摄取会导致新陈代谢的改变，进而影响到老化的速率。研究人员发现，那些限制卡路里摄取的猴子有较长寿的倾向。

还有人对小鼠做了实验，让一组小鼠不加限制地任其吃高营养饲料，另一组给予适量营养。结果发现，后面一组在较长的观察期内无一死亡，也没有患肿瘤的。而前一组小鼠死得早，死亡的病因大多是肺部感染、冠心病和癌肿，在恶性肿瘤中尤以乳腺癌发生率最高，达 71%，且因营养过剩而导致肥胖，血中胆固醇增加，并伴有胰岛素分泌增多，而过多的胆固醇及胰岛素会抑制免疫功能，从而解释了饱食一组小鼠多种疾病高发并导致死亡的原因。

同样的结论在自由基学说中也得到了旁证。氧负荷对细胞衰老有深刻影响，如果适当限食，人体的氧负荷降低，就减少了氧自由基的产生，使氧损伤减轻，就可以延缓衰老进程，延长寿命。这也许可以解释为什么吃得多的男性要比吃得少的女性命短。对于个人来说，适当限制饮食的同时要加食一些清除自由基的食物，如含维生素 E、维生素 C、β-胡萝卜素的食物，同时坚持锻炼。

所以，低热量的膳食是保持健康的法宝，热量过剩、饮食偏多会加速衰老。稍微少吃一点，减少热量的摄取，至少能延缓身体衰老的速度，看起来会更年轻。

为什么说少吃能减轻胃肠负担？

人的脏腑包括胃肠，其工作是有一定规律的，承受能力也是有一定限度的，如果违反了它的规律和超过了承受能力，其功能就会受到影响，进而导致疾病。

医学研究显示，过饱饮食后，胃肠道血液循环增加，以促进胃的消化功能。一个人空腹时胃肠道的血容量是人体血总容量的 10% 左右，当饱食后，胃肠道血容量可达到人体血总容量的 30%，如此多的血液在胃肠道里，其他器官如心、肺、肝、肾、大脑等，自然会出现血液供应不足的现象。大脑血液供应不足，出现脑缺血，使脑细胞生理功能受到的影响，致饭后困倦，长期下去，就会引起记忆力下降，思维迟钝，智商减退，使大脑早衰。

人体过多摄取蛋白质和脂肪，使消化系统负担过重，加重了胃肠道的负担，易导致胃病、消化不良，且未被消化的食物长时间滞留在肠道内，会产生许多毒素和致癌物质。这些毒素和致癌物质不但易使人患肠道疾病，还会被肠道吸收，透过心脑屏障，损害中枢神经系统，加速衰老。所以，少食不仅能减轻胃肠道消化的负担，还能减少毒素的产生，这就好像人挑东西一样，如果能挑一百斤，但只挑七八十斤，是不是更轻松呢？

《黄帝内经》说："胃不和则卧不安。"吃得过饱，消化不及，食物停滞，导致脾胃不和，或胃肠积热，胃失和降，心神不宁，难以入睡而出现失眠。即使入睡，但身体仍在忙于消化吃进去的大量食物，则需要比正常人更长的睡眠时间才能消除疲劳，而且醒来依然感觉困乏。特别是暴饮暴食，会损伤胃肠功能，引发消化不良、胃炎和胰腺炎，如果突然过饱，可以导致急性胃扩张，引发猝死（撑死）。唐代大诗人杜甫之死就是一个沉痛的例子，他在安史之乱平定之后，从四川回老家时突遇洪水猛涨，被困在洞庭湖里，当地官员闻讯后送去许多酒肉，杜甫在饥饿中暴餐，结果这位诗坛巨星就这样陨落了。

由于工作节奏紧张，现代人的吃饭成了一件草率的事，不是多吃了肉类，就是多吃了油盐，或是多吃了米饭。有的吃得上火，有的吃得积食，吃偏了营养吃坏了肠胃。肠胃担负着能量转换、营养吸收等重要工作，而且容量有限，从养生的角度来看，肠胃是最需要经常清理、经常休息的，让肠胃休息的最好办法就是少食和辟谷。

如果长期坚持少食，我们的胃就会相对地缩小，每次吃到相对量的时候就感到饱了，如果稍微多吃就会感到不舒服、发胀。相反如果长期多食，胃就会被撑得扩张，胃容量相对地较大，每餐也就要多吃才有饱胀感。如今多数人饮食过多，多吃会加重胃、肠、肝、胆等脏器负担，特别是高脂高糖饮食更是对机体不利，脂肪在体内堆积，导致肥胖。

"饱生众疾"有什么依据？

宋朝名士温革曾说"饱生众疾"，现代医学为这种学说找到了依据。

关于饮食过多而影响健康的记载古已有之，如明代敖英在《东谷赘言》中认为多食之人有五患：一者大便数，二者小便数，三者扰睡眠，四者身重不堪修养，五者多患食不消化。世界卫生组织指出，生活方式疾病已成为威胁人类健康的头号杀手，食物营养过剩正在危害人们的健康。长期饱食会使人营养过剩，这里的"营养过剩"指的是动物蛋白质、脂肪、糖过剩，不是维生素过剩，营养过剩是动脉硬化、肥胖、高血脂、脂肪肝、高血压、心脑血管疾病、糖尿病、痛风、肿瘤等一系列疾病的直接成因和逐年高发的重要原因，也是许多疾病久治不愈的重要原因。

中国传统养生学主张"食不过饱"，所以在饮食方面自古以来讲究八分饱。《黄帝内经》云"食饮有节，谨和五味"，就是说要饮食适度、饥饱适当、营养均衡，使营养物质的摄入量与能量的消耗相适应。

前面说过"麦卡效应"，实际上就是少食健康、饱生众疾。科学家们从多个方面作了深入研究，提出了各种理由。美国麻省理工学院的分子生物学家伦纳德·夸伦特教授从分子生物学角度研究衰老过程，他经过近十年努力，终于在细胞里找到两种物质：Sir2基因和NAD代谢酶，正是这两种物质，解释了为什么"饱生众疾"，而适当限制热量摄入有助于延缓衰老到来的道理。

Sir2基因有个主要作用，监督细胞里的DNA长链全部基因"守纪律"，按照规定的程序紧密地排列在一起，同时不断地把"引诱"某些基因脱离DNA的"害群之马"乙酰基清洗出来。一旦乙酰基"阴谋"得逞，DNA长链将逐渐"散伙"，细胞便加速衰老，直至死亡。Sir2基因的"监督"能力，必须依靠NAD代谢酶的激活，但

NAD 代谢酶另外还参与生物体的"组成代谢"活动，就是将从食物摄取的养料，转换成生物体自身的组成物质，并储藏能量。于是，在摄入食物比较少的情况下，参与"组成代谢"所需的 NAD 代谢酶数量相对较少，使其有时间去激活 Sir2 基因的监督能力，细胞的寿命自然更长。反之，如果摄入了较多食物，NAD 代谢酶将"自顾不暇"，无力再去帮助 Sir2 基因发挥作用，细胞就容易衰老，就易产生疾病，乃至死亡。

人进入中年以后，饱食所摄入的能量超过机体代谢能力，体内抗氧化酶的活性大为降低，身体清除自由基能力慢慢减弱。当自由基产生过多时，人体内的抗氧化与氧化速度的平衡被打破，必然引起正常细胞加速退化、变性和非程序化凋亡，促进人体加速衰老。

社会发展后，物质丰富便利易得，很容易使人多食饱食，孰不知美酒佳肴的后面带来的却是无穷的疾病乃至短寿。从 1982 年到 2012 年的短短 30 年间，中国就迅速变成了全球第一的慢性病大国，这都是吃出来的！少吃是健康长寿的一帖良方，当然，适当限制热量摄入，并非吃得越少越好，限食的目的仅在于纠正营养过剩，至于必要的营养，那是不能少的，还是应该保证的。

为什么说吃饱喝足催人老？

人体吸入的氧有 2% 被氧化酶催化形成活性氧（又叫氧自由基），活性氧是对人体极其有害的物质，能导致细胞损伤，动脉血管硬化，引发疾病，让人衰老。人体摄入的能量越大，产生的活性氧就越多，老化的程度也就越快。而少吃可以减少活性氧的产生，使细胞免受其害，从而延缓衰老。据美国分子生物学家古兰蒂说，如果人类能减少 75% 的葡萄糖摄入，就能延长 25% 的寿命。

动物体内有一种能决定寿命长短的基因，少吃能增强这种基因的活性，并减少其他某些基因的活力，从而减少了有害染色体的变化，延迟人体老化，延长寿命。近百年来，科学家们一直在实验室里通过实验鼠做实验，即让一部分实验鼠吃饱，而让另一部分实验鼠的食量减半，结果发现半饥饿实验鼠的体能和精神状态比吃饱的实验鼠好得多，心脏更健康，免疫力更强，患癌症的比例低，生殖能力更旺盛，寿命长 70%。在对老鼠的基因研究当中，发现有 2% 的基因在试验过程中发生了显著的变化，发生变化的基因也是导致人体老化的基因，而被减食量的老鼠体内的基因却几乎保持原状。密苏里州华盛顿大学医学院的一项研究指出，严格控制卡路里摄取量（即少吃）可明显降低患糖尿病、心脏病、中风等与老化相关疾病的危险。

科学家们认为，鼠、猴子和人类同属齿目动物，严格的低热量饮食也有助于增加灵长类动物的寿命，半饥饿的鼠和猴子更健康和更长寿的情况也应体现在人类身上。但这需要科学家们不断地实验、发现和论证，毕竟鼠和人有许多差别，不论是生理、发生癌症、老年率等都有不同。现代科学是一门奇怪的科学，明明在人体上已经验证了千百年的中国传统科学，可到了现代非要得到西方实验室中的小白鼠点头了才叫符合科学，但人和其他动物毕竟是不同的。

可能有人认为，我们发展经济，不是为了生活富足吗？怎么还叫人少吃？发展经济是为了整个社会，不只是为了吃饱喝足。为了健康，我们需要高收入的经济，低收入的饮食，也就是经济大发展，饮食瓜菜代。古人云："所食愈多，心愈塞，年愈损。"人在饱腹状态下，体内营养积聚过剩，导致细胞膜增厚，使吞噬细胞和淋巴细胞的敏感降低，免疫力下降而加速衰老，最大的原因正是饮食过量。

明白了吃饱喝足催人老的道理，就应选择健康节食的饮食方法。

为什么说少食可以长寿？

对于老鼠和猴子来说，吃得少活得就长。那么人又怎样？由于很难在人身上做试验，所以科学家们想到了拿与人最接近的大型动物进行研究。

试验是这样设计的：将 48 条两周大的狗分成两组，其中一组每天摄入（1745±46）千卡的热量，另一组少吃 25%，每天摄入（1352±34）千卡的热量。这个试验持续了 14 年，直到最后一条狗死亡才宣告结束。试验结束的时候，有一半参与试验的研究人员到了退休年龄，因为时间长、花费高，所以这是一个很难得的试验。

结果显示，每天少吃 25% 的狗，无论是快乐程度还是活动能力，都和另一组吃饱的狗没有差别，但是吃得少的狗，体重少 20%。前 5 年，这两组狗没有什么差别，但 5 年以后，差别就显示出来了：吃得饱的狗，开始出现肥胖、骨质疏松、糖尿病，到第 7 年就有狗出现快速衰老并陆续死亡。而没吃饱的狗还很健康，衰老出现的时间晚了好几年。最后算下来，少吃 25% 的狗寿命延长了 50%，平均寿命是饱食狗的 1.5 倍。而且，这些狗晚年的生存质量要比饱食狗好很多。

在圣路易斯举办的美国科学进步协会年会上，发表了一项对恒河猴进行的类似研究的结果。南佛罗里达大学的 Barbara、Hansen 教授领导的这项近 20 年的研究发现，那些每日减少它们食物总热卡 30% ~ 35% 的猴子，所得结果与啮齿类实验基本一致，寿命从平均 23 岁延长到了 30 岁，而且这些猴子更具活力，患糖尿病、肥胖、高

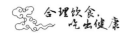

血压的机会也少很多。

这项在大约 300 只猴子身上进行的长期研究，再次验证了限制热量摄入可以延长寿命这个假说。因为猴子与人最接近，这个假说很可能在人身上一样有作用。

以上研究虽不十分肯定，但可以看出限制热卡（吃得少）是有好处的，尤其是 21 世纪面临的肥胖症、糖尿病、高血脂、心脑血管病等都需要限制热量。人不需要过分节食，只要坚持每天每顿饭吃七八分饱，就能活得健康长寿。七八分饱的概念就是，想再添一碗饭的时候就停止，有意犹未尽的感觉。

当然我们指的是均衡饮食，要保证足够的蛋白质和微量营养素，并不是越少越好。至于有些人为了减肥而不吃饭或只吃水果（偏食），这种吃得少要根据个人情况而定，不是人人可以如此。**科学研究已经表明：吃得少，寿命高。**

我国古代早就有节食能长寿的体验和论述，为了追求长寿，古人还创造了"辟谷养生"等方法（辟谷将在第六章"辟谷与健康"中详细论述）。许多长期处于半饥饿状态的发展中国家的人们，其寿命之所以短，是因为长期营养不良造成的，而不是在营养均衡之后吃得少。当然，希望健康长寿的人，不能简单、盲目地节食，而是要吃得少而精，如吃低热量、高营养特别是高维生素的食物，食量可以减少，但是食物的品种要尽量多。越是少食，越要注意食物的选择和调配，如糙米、黑面包、豆类、小鱼、蔬菜等，这样才能保证营养。

为什么说多吃等于慢性自杀？

生命要靠饮食维持，而古今中外都倡导节食有利身体健康。西方哲人曾说："我们的身体要过着一种有规则、有节制的生活，才能保持健康精壮。"节食便是"有节制的生活"之一，而且是最为重要的节制内容。大科学家富兰克林认为"饮食节制常常使人头脑清醒，思想敏捷"，何坦更为明白地告诫"节食则无疾"。中国古代大医药家孙思邈，以他几十年的研究论证了"盖饱则伤肺，饥则伤气，咸则伤筋，酤则伤骨"之说，他一再强调不节食易伤身，"人常不饥不饱，不寒不热，善。"但自古以来能听规劝者少之又少，尤其是当今社会，社会稳定，经济富足，物产丰美，许多人餐餐山珍，顿顿鱼肉，认为这才是享受人生。尤其是一些中年朋友，事业有成，或当了单位领导、企业干部，今天参观检查，明日迎来送往，饮无规律食无节制，天天酒饱肉足，吃得大腹便便，殊不知美酒佳肴的后面便是疾病、短寿，正如李时珍所曰："饮食不节，杀人倾刻。"

科学研究证明，饱食会使大脑中一种叫作"酸性纤维芽细胞生长因子"的蛋白质大量分泌，比不饱食时增长数万倍，而这种因子可促进脂肪细胞和毛细血管内皮细胞增殖，造成血管腔狭窄，促进脑血管发生动脉粥样硬化，同时导致供血能力减弱，使大脑皮层的血氧量减少，脑神经细胞会因缺血、缺氧而萎缩退化，使思维能力下降，至使大脑早衰，甚至诱发早老性痴呆而缩短人的寿命。调查发现，30% ~ 40% 的老年痴呆症的病人，与其年轻时食量过大及摄入动物性食物过多有关。

老年性痴呆对病人、家属和社会都是严重的负担，它是一种由于脑纤维化、脑萎缩引起的精神病。经过长时间大量的调查发现，患者在青壮年时期食欲比常人高许多。科学家分析后认为，吃东西后，胃肠道的血流量会增加，如果吃得太多，尤其是吃难以消化的高脂肪食物，血液会在较长的时间内集中在消化系统，势必使脑部血液减少。大脑如果长期处于慢性缺血情况下，就会使脑中的"酸性纤维芽细胞生长因子"明显增多，其结果是脑中的毛细血管内皮细胞增生、脂肪细胞堆积，导致脑动脉硬化，使大脑因血流不畅致供血进一步不足，从而出现大脑早衰和智力减退。

心脑血管疾病、肿瘤、糖尿病的发病还在逐年增加，并成为死亡的前几位原因。虽然医学越来越发达，对于缓解或改善这些疾病症状有一些治疗方法，但尚无根治的办法，至少不可能再回复到病前的健康状况，而老年性痴呆则更无良策，这些疾病的根源之一就是饮食过多。所以，要预防和推迟这些疾病的发生，就不要吃得太多，尤其是在中年后，吃七八分饱足矣。

过犹不及，善养生者应当以节食为原则，肠胃清虚，以自然之道养自然之身，饮食节制，可提高生命的质量，无疾者方可长寿。有部分病人在生病时食欲减少，甚至不想吃、不能吃，这是一种病态，是机体功能低下的反应，与我们所说的正常情况下的少食有绝对意义的不同。

为什么说少食可避免浪费？

经济发展后，粮食浪费十分严重，无论是城市还是农村，浪费粮食的现象随处可见，令人痛心！据有关方面调查，粮食在消费中的损失高达 6.3%，我国每年约有 283 亿千克成品粮白白浪费在食堂、饭店和亿万户家庭中！酒店里，不少白花花的馒头、包子、米饭，上桌后甚至连动都没动一下，就被废弃了，变成了猪潲！各工厂、公司、企事业单位、集体食堂、大学生饭堂、中学生饭堂，浪费粮食的现象触目惊心！有的人几乎餐餐都要倒掉剩饭，有的甚至是刚装好的饭菜没吃几口就倒掉了，垃圾桶里处处是饭菜。究其原因，大多是饭菜不好吃、饭菜不合口味，等等，但根本的原因则在于中国人骨子里的浪费成性，毫无粮食是养命之物的节俭意识。现代人更没有挨饿的艰辛，这是经济发展后教育上的严重失误。而在外资管理严格的企业、大学里的外国留学生就比较少浪费，为什么他们能知道粮食的珍贵？

为了吃，中国古人费尽了许多心思，巧立了不少名目，总之，中国人所有的过节都是为了吃，国人手里一旦有了钱，第一任务就是吃。而食品丰富后多食、贪食、爱面子，吃不完就造成了浪费。

吃少一点，刚刚够吃，没有剩下的就不会造成浪费。中国人喜欢显示富有，吃穿用都是显示富有的最好机会。中国人上餐馆吃饭，似乎吃剩越多越热情，剩得越多越能显示富有。但有多少人认识到这是在浪费人类共有的宝贵资源？如果人们经常处于吃不饱、挨饿的状态，会有如此大的浪费吗？西方国家的总理，能够把掉在酒店地上的面包捡起照吃不误，并不觉得有什么丢人，中国人别说达官贵人了，就是旅游公干的普通居民，在酒店食用自助餐时，会把掉在地上的面包捡起来再吃吗？所以中国人以为别人是在作秀。如果树立好养生的观念，时时有危机感，不挑食，不为面子，就不会有浪费的行为。有些人常说，我们现在还不富裕，不能浪费，言外之意好像是富裕了就可以浪费。粮食是社会的公共资源，尽管你可以用钱买得到，但不管贫富，无论粮食是否充裕，无论世界再怎么发达，我们都没有糟蹋食物的权利，没有浪费资源的权利，什么时候都不能浪费粮食！

人类靠吃其他的生命才得以延续自己的生命，世界上有这么多的食物来供我们选择，这是大自然对我们人类的特殊恩赐，我们在自己的生命得到延续的时候，对其他生命应该充满感激。宇宙中有这么多可吃的食物，可一些人还认为这也不好吃，那也不好吃，原因就是没有挨饿，或者饿的程度不够，没有挨饿的人哪里知道粮食的珍贵？哪里知道什么叫好吃？在饥不择食的情况下，什么东西都好吃！所以饥饿能使人知道粮食的宝贵，饥饿未必就是坏事。少吃不仅可以节约食物资源，还可以把有限的资源让给真正缺少食物的人。

要减少浪费，就要树立少吃不取的节俭意识。大吃大喝，表面上看是享尽了荣华富贵，而实际上是增加了胃肠心脑的负担，增加了身体的负担，损害健康。而吃得少的人，胃肠负担、心脑负担没有那么重，躯体反而健康，这正是宇宙的一种规律，叫作因果律。反观我们现在的饮食，有多少是必需的？有多少是浪费了？

"锄禾日当午，汗滴禾下土。谁知盘中餐，粒粒皆辛苦。"这一千古名诗今天没多少人能记得住并理解它了。市民们不种田、不种菜，只知道用钱去市场上买粮买菜，哪里知道粮食是怎么来的？粮食播种到收获，要经过农民们无数次的艰辛劳动，还要经过加工、储藏、运输、销售、烹调等程序，最后才到我们的餐桌上，就算人们处处小心，但还是免不了要自然浪费一些。在此强烈呼吁各级政府、全体居民要高度重视粮食问题，加强爱粮、惜粮、节粮的品德教育。

慢食可以延年益寿吗？

现代人工作忙，上班时间紧，休息时间少，而现代化的生活使人们比以往更容易获得相对廉价的食物，常吃外卖快餐，而且吃饭时为了赶时间往往都吃得比较快，这种快吃不利于健康。

在国外，一些健康与营养学专家一致在努力倡导"慢食长寿"

的新饮食观，当然，这一倡导不是针对某个人一时的饮食而言，而是针对流行的"快餐文化现象"而提出的，这种慢食与少食有相似之处。

过去很多人对汉堡包、炸薯条之类速食兴趣盎然，进而推动西式速食店不断地推陈出新，久而久之，速食使吃饭成为"填饱肚子"的唯一目的，人们无须考虑口味好不好，也谈不上饮食的享受，更重要的是，长期吃单调的速食食品，近期是导致了人体所需营养的失衡，远期则是让人折寿。

营养和健康学专家们也抵制速食、倡导慢食，因为人体的营养全靠饮食摄取，饮食的单一必然导致营养不均，其结果是影响健康、不利长寿。

进食速度快且一直吃到感觉饱的人，容易多食而超标，其超重概率是吃得慢且有节制的人的 3 倍。胃从开始接受食物到饱，要 15 ～ 20 分钟，通过胃的传导神经传到大脑，知道已经饱了。如果吃的速度快，不到 10 分钟就已填饱了，可是大脑还没有反应，还在想吃，那么后来的 10 分钟便是多吃的了，容易撑大胃。

如果条件允许，每餐进食时间应在 15 ～ 20 分钟，数量少而速度慢，慢食慢咽，品尝食品的美味。当感觉已饱时，便停止进食，时间到了，纵然吃的东西较少，但胃已经没有饥饿感了，也就是少吃了。

长寿老人的饮食结构是怎样的？

广西巴马是世界著名的长寿之乡，据调查，老人们的主要食物都是当地自然生长的生态作物，主要粮食有玉米、大米、糯米、小米、红薯、山芋、黄豆、猫豆、木薯等。蔬菜以青菜、嫩南瓜、南瓜苗、红薯叶、苦麦菜、野藤菜、雷公根、儿粮菜、苋菜等为主，粮食和蔬菜多用农家肥种植。同时，还有竹笋、木耳、香菇、剑花等山珍，偶尔吃一些野菜，这些是自然界中自生自长的绿色蔬菜，各种维生素含量非常高。这些食品不仅没有投放添加剂，也没有用任何化学药剂，都是天然的绿色食品。

巴马地区种植有许多豆类植物，如黄豆、赤小豆、竹豆、猫豆、刀豆、四季豆、荷兰豆、篱笆豆等，以黄豆和赤小豆为主，都是长寿老人们最喜欢吃的食物。赤小豆当地居民又称之为"饭豆"，即常用此豆与米一起煮饭吃。玉米粥、猫豆、红薯叶、苦麦菜、火麻菜汤等，这是很多老人一天的食谱。

粗　常年食用玉米、大米（大米是自己碾的）、红薯、豆类等粗粮，这是世界五大长寿地区寿星饮食的一个共同点。他们常年吃粗加工、粗制作的饭菜，很少吃细加工的食品，偶尔吃些市场买来的面条（面条是精加工食品，山区居民往往把面条当作菜吃，不作为主食），这样的饭菜，营养素充足。由于大米饭香而软，现在交通又方便，该地区现在也以大米为主食，已经很少吃玉米了。如果自家的粮食不够，就在市场上买当地的米。

杂　长寿老人不挑食也不偏食，除谷类为主（大米、玉米），红薯和豆类杂粮为辅外，还配吃多种蔬菜和野菜，不但吃的食物种类杂，而且菜的做法也是以"大杂烩"为主，常把多种菜混在一起煮吃。

素　他们常年以素食为主，改革开放前很少吃荤腥，只有逢年过节和红白喜事时才吃上鱼肉，而所吃的肉类主要是自己饲养的猪、鸡、鸭。过去吃腊肉，现在也有吃在市场上买回的新鲜肉，山区不产鱼，所以山区居民一年四季几乎没有吃过鱼，河流地区的居民可以吃上一些鱼。

淡 长寿老人祖祖辈辈养成了少吃盐的习惯，平均每人每天食盐量在 5 克以下，很少吃酱油、味精，有些人吃一点辣椒，菜的味道不会很浓很重。

鲜 巴马人吃的食物大多是本地产的自然生态作物，蔬菜多是自家种植且新鲜，施放的是农家肥，很少使用化肥种菜，没有多少污染，是天然的绿色食品。

油 以茶籽油、猪油、火麻油等为主，而这些油料也都是当地绿色的特产。巴马地区改革开放前有经常食用火麻油的传统习惯，火麻油自种自榨，多用来煮汤菜，但现在产量已经很少了，也很少吃了。现在吃的主要是猪油、茶籽油和在市场买的花生油、调和油，猪油由自家饲养的猪油脂炼成，也有在市场上买回来炼的。山区居民吃的肉比较少，猪油绝不可能像城市居民那样丢弃，而是炼出来吃了，但一年四季吃的油也不会很多，做菜时不像使用植物油的城市居民那样大量用油。由此可见，动物油不是绝对不能吃，而是怎么吃和吃多少的问题。

各国医学专家考察巴马寿星的饮食结构后发现，他们"粗、杂、素、淡、鲜"的饮食中，具有低热量、低脂肪、低动物蛋白、低盐、低糖、高纤维素、高维生素等"五低两高"特点，这符合根除现代"富贵病"的饮食结构。从巴马百岁老人的 110 例死亡原因回顾性调查资料表明，没有一位百岁老人死于高血压、糖尿病、脑血管意外或者癌症。当然，他们的饮食结构不一定很合理，甚至不符合现代营养要求，但这些老人们的饮食结构对我们现代养生有没有启示呢？

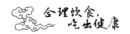

怎样才能"食饮有节"呢?

《内经》说"食饮有节",但经济发展后许多人刻意追求饮食的色香味,而忽视合理的饮食结构与营养标准,味欲满足成为现代人的生活时尚。少吃不管它有多好,但对于现代社会来说尤其是追求美食的人们,却是一个与日常生活有点格格不入的观念。对于大多数人来说,即使非常理解吃八成饱的好处,但说得容易,实行起来却非常困难。人们在有闲暇、有美味的时代,只不过是在感受到肥胖的时候才意识到自己是不是吃得过多了,否则怎么可能为了活得长,而去吃得少呢?

食勿过饱 美国教授胡佛博士说:"宁可多睡,不可多吃。而且只吃你想吃的一半,这样才能使你青春永驻,延年益寿。"这不是说可以多睡,而是说相比之下,多睡的危害性比多吃要轻些,这和我国传统养生所讲的吃八分饱相吻合。在美味佳肴面前能克制诱惑,切忌风卷残云,在饥饿时进餐,请勿狼吞虎咽,在别人苦劝时,能留有余地,婉言谦辞,就没有饱食之灾了。

饮食清淡 战国末期哲学家、法家的主要代表人物韩非子说过:"香美脆味,厚酒肥肉,甘口而疾形。"《内经》也说:"膏粱之变,足生大丁。"吃饭不完全是为了充饥,不是为了满足"口福",也不只是品味美食,而是为了给身体补充足够的营养素,每餐都是为维护健康而吃。营养过剩可导致一系列疾病,肥甘厚味使人未老先衰。中医认为饮食清淡是十分正确的,越追求香甜可口,就越容易五味太过。

加强健康教育,提高思想认识 人应该是食品的主人,不应是食品的奴隶，如何维持、协调和怎样科学地补充营养还在于我们自己。**生命运动需要的是能量，是营养物质，而不是美味佳肴。**健康是吃出来的，好吃不如吃对，好吃不如会吃。一般来讲，荤食不如素食，多吃不如少吃，定时饮食不如随饥饮食，美味不如清淡，细粮要加粗粮，人为加工不如自然选择，饮食数量占有越多，身体机能下降也就越多，疾病的机会也就越多。对吃与不吃、吃多吃少和营养与否的问题不要过于讲究，要顺其自然，否则就会造成心理和身体的种种病变。所以，要健康就要三通：思想通、肠道通、血管通。只有认识到多食的害处、少食的好处，才会接受正确的养生观念，只有观念改变了，才可能真正做到饮食有节，然后肠道自然通畅，血管自然年轻，否则再好的养生方法也只能是纸上谈兵。

少食健康法可治疗哪些疾病？

日本综合医学会关西分会会长甲田光雄博士，在研究古今各种健康法的基础上，结合自己 40 多年的亲身实践，提出了独具特色的少食健康法，甲田博士每天只吃 1～2 餐。一些养生家经过辟谷修炼后，也是每天只进食一餐或两餐。

少食健康法也可称少食疗法，它主要通过少食、断食和生食等方法，达到强身健体、延年益寿、防治疾病的目的。但这种少食健康法一般只适用于脑力劳动者，曾经多食以及与多食相关疾病者，体力劳动特别是重体力劳动者，因为能量消耗较大可能难以适应。

许多现代医学感到棘手的疾病，如胃下垂、慢性胃炎、胃十二指肠溃疡、慢性结肠炎、动脉硬化、支气管哮喘、特异反应性皮炎、糖尿病、高血压病、冠心病、动脉硬化、脑血管疾病、肥胖症、习惯性便秘、胶原病（多发性硬化、硬皮病、多发性肌炎、系统性红斑狼疮等）、重症肌无力、慢性甲状腺炎、慢性肾炎、慢性风湿性关节炎、帕金森氏病、白癜风、癌症、不孕症、子宫肌瘤、痛经、三叉神经痛、痔疮、脱发等，运用少食健康法，都可以取得满意的疗效。

在机体生理功能正常的前提下，人的进食数量是可以自身调节的。当正常食欲基本满足时，营养物质或能量一般也能满足需要，体重也可以维持正常。少食健康法对现代营养学是一个很大的冲击，甚至难以解释。越是少食，越要注意食物的选择和调配。为保证实行少食健康法的成功，要有正确的理念和坚强的意志以及持之以恒的毅力。

为了健康，你愿意实施少食健康法吗？

如何理解"过午不食"？

在农耕时代，古人日出而作，日入而息，从事的是体力劳动，但在很多情况下一般只吃两顿饭，即一日两餐而不是现代人的一日三餐。天亮起床后洗漱完毕先去干活，干了一阵肚子饿了才回家吃饭（农村叫早饭），这个时候大概是八九点，之后继续干活，至差不多天黑就回家做饭吃，也就是吃晚饭，这样算起来就是两餐。笔者读小学时期就是这样，早上起床后跟家人做点农活，然后吃了早饭去学校，中午在学校是没有吃的，放学回家后先干农活，晚上才吃晚饭，一日两餐（正餐）。也有吃三餐的，即天亮起床后先干一会农活，后吃早餐，或先吃点早餐再去干农活，然后带点饭菜去比较远的工地干活（中午回不了家，或不便赶回家吃东西），在工地上做累了饿了就再吃，叫吃午饭（一些地方叫吃"晌午"），就是已经过了正午，属于下午了，吃完晌午后休息一会再干活，天快黑了赶回家吃晚饭，然后睡觉。

古人曾有"过午不食"的教诲，就是不吃晚饭，不是为了节约粮食，而是为了健康。"过午不食"的"午"不是指现在的 12 ~ 13 点的正午，而是指 15 ~ 17 点，这个时间是下午，在十二时辰里面是申时，也叫"晡时"，过了晡时，就是傍晚了，很快天就黑了，傍晚之后吃饭就叫是吃晚饭。

许多人认为饿了就应该吃东西，其实晚上饿了不吃东西也是正常的。傍晚后不吃饭，不会把人饿坏，但如果经常晚饭吃得多，就会吃出病来，尤其是小孩子，如果晚饭吃得很饱，就容易发热。老年人如果晚饭吃得很饱，容易发生心脑血管病甚至猝死。

肥胖基本上是吃出来的。人在夜里睡觉基本上不怎么消耗热量，因此吃进去的热量消耗不了就会转化为脂肪等，沉积在腹腔和皮下、血液、心脏、肝脏等处，长期如此就容易肥胖。不吃晚饭就会觉得饿，但饿一会儿就不饿了，我们身体会动用原来储存的能量，这样就会消耗掉多余的脂肪和蛋白质等，就不容易肥胖了。

由于现代人的工作习惯，晚餐是很多人一天中最重要的餐食，但吃晚饭不当和吃宵夜不仅导致人们产生疾病，还造成食品的大量浪费。有人主张每周有一天不吃饭，也有人主张每月几天不吃饭，超过三天不吃饭其实就是辟谷，但这不是每个人都能做到的，有的人不吃饭就会影响胆汁的排泄。但如果每天不吃晚饭就比较安全合理，也比较容易操作。小孩子、体力劳动者、老年人、病人，如果饿了可以喝果汁、吃水果、吃蔬菜。如果孩子从小就培养成了这个习惯，那么他就会感觉到一天的时间很充沛，他不会因为饭后写作业而感到很困倦。如果成年人养成了这个习惯，晚上就不会出现饥饿，那么下班之后的时间就很充沛，不会因为晚饭占据的时间而影响娱乐和学习。如果老年人养成了这个习惯，那么他就会感觉傍晚的时间很轻松。如果全家人都不吃晚饭，那就更省事了。饮食是一种习惯，形成习惯了身体就适应了，好的习惯需要长期坚持。

我们现在已进入工业化时代，白天上班七八小时甚至更多，有的人还要经常加夜班。有的人则通宵上班，白天睡觉。工业时代的工作制造成了很多人需要吃三餐，吃完早餐后就上班，而且绝大多数人的早餐都比较简单。上午 4 小时后，至下班时已经饿了，正好吃午饭，中午的时间很短，休息一会下午再继续上班，甚至很多人中午都没时间休息，吃的也很简单仓促，傍晚下班后就吃晚饭。

有的养生学者主张不吃晚餐，那么我们现代人该不该吃晚饭呢？这个问题不能一概而论，要根据个人的具体情况来决定，不能认为吃晚饭就一定不好，或不吃晚饭就一定是很好的养生方法，所以"过午不食"的方法难以推广。如果早餐、午餐吃得都比较好和比较饱，一天又没什么体力活动，当然不该再吃晚饭啦，再吃就是多余和浪费。如果早餐和中餐吃得都比较简单，下午已经比较饿了，下班后吃晚饭也是应该的。有的人早餐吃得不多，中餐基本不吃或吃得很少很简单，到了晚上吃晚饭，一天只吃两餐，吃的量也不会过多，这也是个人形成的养生方法，不能说不好。晚上不能吃多，但也不必太饿，有的人工作很累，虽然要睡了但很饿导致没法睡，勉强睡觉反而会影响睡眠，这也没必要硬撑，吃一点宵夜也无妨。夜间过饱过饥都会影响睡眠质量，这就是《黄帝内经》里说的"胃不和则卧不安"。

我们吃饭是为了延续生命，不管你吃几餐，要想健康长寿，总的原则是少吃，只吃七八分饱，不宜太饿，更不宜太饱。个人怎么吃饭，吃不吃晚饭，要看具体情况，根据自己作息时间及工作种类等来决定，不是某个专家说了算。长寿之乡的老人们根本就不懂什么"早餐吃好、中餐吃饱、晚餐吃少"的科学道理，但他们怎么又长寿了呢？

晚餐过饱有什么害处？

晚餐要少吃，不要过饱，这是所有的养生学家都赞同的，如果晚餐吃得过多，对身体的影响是多方面的。晚饭吃得比较多是我们人类发生疾病的一个重要原因，也是许多疾病久治不愈的一个原因。

营养过剩 由于人体的新陈代谢从凌晨 4 点开始加速，在 16 点到达最高峰，从 16 点开始到凌晨 4 点，人体的新陈代谢逐渐下降，因此我们晚上应该给新陈代谢减负，而不是增加负担，否则身体就会把消耗不完的营养物质（蛋白质、脂肪、糖等）储存起来，危害健康。

易引发心脏病 由于人体摄入食物之后，全身的血液重新分配，大量的血液集中到消化系统，因此心、脑、肺、肾、肌肉等器官处于相对缺血的状态。而夜间的迷走神经处于兴奋状态，心率减慢。晚饭吃得过饱，心脏处于缺血又心率变慢的状态，就会造成心肌缺血甚至心肌梗死而猝死。

增加胃肠道的负担 由于人体的生物钟是白天活动，夜间睡眠，身体的各部位器官在夜间的工作也会相对缓慢，但肠道并没有休息，而是仍在消化吸收白天进食的食物，但较缓慢，肠道也需要放松。如果晚餐吃得较饱，肠道负担就很重，容易患消化道疾病。

降低免疫力 人体在饥饿的状态下，吞噬细胞的活性最强，在蛋白质和维生素充足的条件下，吞噬细胞的数量最多，机体的免疫能力也就增强。少吃晚饭造成的相对饥饿感，可以促使吞噬细胞吃掉变性的坏死组织。

不利于消化系统分泌消化液　由于消化系统的肝脏、胰腺、胃、肠，只有在饥饿的状态，才能分泌大量的消化液，把人体的毒素通过消化液排出。如果我们晚餐吃得较饱，那么有毒的消化液就会被人体重新吸收。如果不吃晚饭或者晚餐吃得很少，胃里面已经排空，那么有毒的消化液就会被肠道里的膳食纤维吸收而变成粪便排出。

影响儿童生长　由于小孩子的生长发育，要依靠脑垂体分泌生长素，而生长素只有在小孩子深度睡眠的状态下，才能大量分泌。因此如果小孩子吃晚饭较饱，那么血液就会集中到消化系统，而脑垂体就会处于相对缺血的状态，那么就不会发生深度睡眠，当然不会分泌大量的生长素，就会影响小孩子的生长发育。

影响青少年学习　由于青少年处于学习的阶段，需要充足的睡眠，而如果青少年晚饭吃得较饱，那么消化系统就会不停地工作，而大脑就会随之不停地做梦，就不会得到充足的睡眠。这是因为大脑对于任何内外环境的变化，都会有反应。但是如果不吃晚饭或吃得很少，那么消化系统工作的负担就很轻，大脑的反应就轻，当然能够安睡。

影响视力　由于眼睛在血液循环良好的状态下，才能保持正常的视力。如果晚饭过饱，那么全身的血液就会再分配，血液集中到消化系统，而眼睛就会处于相对缺血的状态，那么眼睛就不会保持正常的视力。但是有些人喜欢饭后看书，那么眼睛就会受损，长期如此就会损害视力。

肌肉疲劳　由于肌肉在血液循环良好的状态下，才能保持正常的肌力。如果晚饭吃得太饱，那么血液就会集中到消化系统，而肌肉就会处于相对缺血的状态，那么肌肉中的大量乳酸就不会完全代谢，肌肉疲劳就得不到改善。

容易遗精　遗精是在做梦的情况下发生的，因为青年男子吃过晚饭之后，消化系统就会不停地工作，而大脑也就随之不停地做梦，并刺激性兴奋，梦中性交，而发生遗精，遗精给青年男子造成很大的精神压力。

什么样的饮食方式能防治"富贵病"？

现代人饮食过多，营养过剩，导致许多疾病且久治不愈，那么有什么好办法能彻底防治这些疾病呢？有，且效果独特，这个妙法就是"饿治百病"，也就是少吃。

古人说"善养生者养内，不善养生者养外"。明代太医刘纯在《短命条辩》里说："过饱伤人，饿治百病。""饿治百病"不是叫人不吃饭，因为一个人长时间不吃饭的话早晚会产生健康问题。"饿治百病"也不是让人只吃粮食，因为一个人缺乏蛋白质和维生素就会生病。饿治百病是在补充足够的蛋白质和维生素的情况下，要限制食品摄入，这样可以保持身体健康，延长寿命。

一个人不要吃得太多，不能认为吃得越多越好、吃饱了才健康，不能想吃什么就吃什么。想要健康，吃的东西就一定要适量，这个量就是七八分饱。什么叫饱？不饿即饱，七八分饱的概念，不仅是每顿饭七八分饱，而且每天都是七八分饱。只有当摄入的物质和能量与人体的需要基本相等时人才会健康。人保持饥饿状态，也就是让体内的吞噬细胞保持饥饿状态，只有让它们保持饥饿状态，才能清理体内的垃圾。因此，不仅一个健康人需要保持饥饿状态，就是一个病人也需要保持相对的饥饿状态。

古人在这方面早有许多论述，中医传统的养生学主张"食不过饱"，所以在饮食方面自古以来讲究七八分饱。东晋·张湛在《养生要集》中指出："食恒不饱满，令人无病，此是养生之要术也。"明代沈仕在《摄生要录》中说："善养性者，先渴而饮，饮不过多，多则损气，渴则伤血。先饥而食，食不过饱，饱则伤神，饥则伤胃。"陈处贯在《保生要录》中也说："常时不可待极饥而方食，极饱而方彻，常欲不饥不饱。"宋代杰出的文学家苏东坡主张养生要少食、素食、食有节制，"已饥方食，未饱先止"，这样可以"宽胃以养气"。清代李渔在《笠翁文集》中更具体地指出："饥饱之度，不得过于七分是已。"清代袁枚："多寿只缘餐饭少，不饱真是祛病方。"

有的人说，我们现在吃的东西一半是养自己，一半是在养医院，此言并未过分。现在的医疗机构都很繁忙，特别是大医院，人满为患，排队3小时，看病3分钟，甚至是一个人看病，全家人出动，这都是饱食之灾，也导致大量的医疗纠纷。试问20世纪七八十年代，有这么多病吗？看病贵看病难是谁造成的？病人是医疗机构的最主要的经济来源，不仅仅是在养医院，还养社会的许多服务机构，慢性病人为社会的稳定与和谐做出了不小的贡献。

许多人都知道吃七八分饱的这个道理，可每到吃饭时就什么也不知道了。我们总是在担心自己饿了，总是担心家人、客人饿了，不饿也吃，饱了还在吃，实际上我们吃得过多，常常是吃得十分饱、十一分饱。我们中国人见面总是问人家吃了没有，甚至请人吃饭也一定让人家吃得饱饱的。如今食品太多，许多人的嘴就是闲不住，一会儿吃这,一会儿吃那,下班回家就吃喝,睡前还在吃。我们很多人受"一日三餐"的教条影响,似乎一天一定要吃三餐,少一餐都不行,到吃饭的时间不管饿与不饿都要吃,不吃好像就少了什么事没做,每天每餐都是吃得饱饱的,肚里从来就没饿过,不知道饿是什么滋味,胃肠一时也没得休息,更不知道什么叫"饿治百病"了,真可谓一日三餐煮,四季五味香。其实肚子不饿就是一种信号,表明胃肠还不需要接受食物,因为胃肠也需要休息,在不饿的状态下也吃,胃肠超负荷运作,迟早会出现饱食之灾,不得病得什么?

第四章 素食与健康

经济发展后，许多人热衷于肉食。但随着人们认识上的提高，这种崇尚肉食的特殊情怀已有所淡化。越来越多的人认识到素食有益于健康，当今多数素食主义者，主要是集中在社会中最时尚、最具文化修养、最有经济实力的中青年白领阶层。他们厌倦了餐桌上日益增多的鱼肉海味后，迫切希望从朴实的素食中寻觅一份恬静。

粗茶淡饭延年益寿，"淡饭"是指富含蛋白质的天然食物，它主要包括丰富的谷类食物和蔬菜，以植物性食物为主，注意粮豆混食、米面混食，是以素食为主的一种健康饮食。

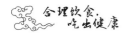

古代有没有素食的观念？

中国有着悠久的吃素历史，可以追溯到汉朝。

据《诗经》与《论语》等记载，素菜古时已与肉食性菜式并列于帝王饮宴餐桌，且享有同样崇高的地位。至汉朝时农业较发达，制造素菜的蔬果产量大增，使素食的发展更上一层楼。最早为素菜专门论述的典籍，可追溯至北魏时期贾思勰编著的《齐民要术》，其中将素菜列成独立章篇，且分门别类，并论述了制作方法。唐宋时更是素菜的黄金时期，出现宫廷素食、民间素食、寺院素食等内容形式各异的素菜，素宴与各类素菜馆更大行其道。素食在我国古代的含义并不等于不吃肉，饮食清淡也不等于不吃肉。汉语"素"字本义是指白色、干净和质朴。素食在中国古代有三种含义：一是指蔬食，这与我们现代意义的素食相同，《匡谬正俗》中有记载："案素食，谓但食菜果饵之属，无酒肉也。"在《庄子·南华经》中则直接用了"蔬食"一词："蔬食而遨游，泛若不系之舟。"二是指生吃各种瓜果植物，这与现代的天然纯素食有相近的地方。第三是指无功而食禄。

素食养生的道理，中国人是家喻户晓的。按中国古老的传统，人不应该追求浓烈肥厚的饮食，"恬淡虚无"才是养生的硬道理。汉朝时期豆腐的问世具有划时代的意义，把中国古代素食提高到了一个很高的高度。由于农业生产的发展，蔬菜瓜果品种的增加，民间饮食市场的素食品种亦日益丰富。后来，随着佛教东传，梁武帝更把佛教与素食共同推广到全国各地。

《吕氏春秋·重己》中说善于养生的人是"不味众珍"的，作者进而解释说："味众珍由胃充，胃充则大闷，大闷则气不达。""众珍"古代指游鱼、飞鸟、走兽之类的动物食品，这类动物性食品吃多了会使脾胃消化功能呆滞，影响气血畅达，最终导致短寿。中医学一直主张多食用清淡素食，少用肥腻厚味，如《黄帝内经》中就有"膏粱之变，足生大丁"的记载。药王孙思邈在《备急千金翼方》中也说："食之不已为人作患，是故食最鲜肴务令简少。饮食当令节俭，若贪味伤多，老人肠胃皮薄，多则不消。"孙药王还进一步说："老人所以多疾者，皆有少时春夏取凉过多，饮食太冷，故其鱼脍、生菜、生肉、腥冷物多损于人，宜常断之。"

　　明代医家李延认为，对中年人的精气亏损，通常采取服药补益的方法，但效果并不理想，唯素食调养，能气阴两补，助胃益脾，最为平正。这种方法不仅适合于中年肾亏，也适合于老人、妇女和儿童的其他亏损病症。明代另有一位医家万全，在其所著《养生四要》里也再三倡导学习古人"尚淡泊"的生活方式，他认为素食可以使人的体魄、精神处于最佳状态。

　　在《黄帝内经》《神农本草经》《饮膳正要》《本草纲目》等古籍中都记载有用蔬菜制作素食的饮食疗法。比如现在人人都知道的常吃芹菜能降压、健胃、利尿，常吃萝卜、山药能健脾消食、止咳化痰、顺气利尿、清热解毒，常吃黑木耳、香菇等有清涤胃肠、滋胃降压、强心补肾等作用。

　　总之，从古至今，中国的文化传统和民间观念中，都保存有素食养生延年益寿的思想，只是现代中国人在奔向现代化的潮流中接受了西方的生活方式，忽略了自己伟大的传统优良文化，现在正是复兴之时了。

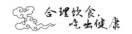

我们的身体结构适合于吃什么？

宇宙创造了人，也就决定了人类该吃什么样的食物，从人的构造和机能上看，人更适宜吃素。

我们人类的牙齿是平的，有门牙磨牙，臼齿发达，门牙先把食物切断切细，再用磨牙磨碎，然后才送入胃，这样的牙齿适合吃五谷、豆类、水果蔬菜等。人的整个消化过程从嘴里开始，口水是微碱性的，含有唾液淀粉，用来消化谷类食物。我们的胃酸不够强，肠子九曲十八弯，小肠长 5 ～ 7 米，整个消化道的长度等于我们身长的 5.6 倍，这样的肠子它需要消化、处理的是高纤维的食物，没有纤维的东西很难处理，废物会停在肠子里面难以排出。肉类容易腐败，在肠子的温度下更易腐败与发酵，产生许多致病菌毒。

肉食动物除了有尖锐的爪之外，还有尖利的牙齿和强有力的颚，用来咬死动物。它们一般有特别长的犬齿，方便插穿又硬又厚的皮，撕裂骨肉，咬碎肌体。肉食动物的消化系统非常简单而短，只相当于自己身体的三分之二长。肉食动物没有磨牙，肉食不用磨碎，吃动物后马上处理，整个消化过程都在胃和肠里进行。肉易腐败，所以肉食动物的肠子很短，使肉的消化残渣不会在肠道里停留太久，废物很快排出来，毒素不致毒害自己。肉食动物的胃酸很强，以便消化肉类那些纤维和骨骼。

至于食草动物如牛、羊，它们有几个胃。草的纤维很多，消化时间长，且需要大量进食才能维持身体机能，肠子比人类还要长。我们人的消化系统跟灵长类、牛马类动物相似，但饮食上不是牛马那样的食草动物。牛马不仅吃草也吃菜，我们有五谷、坚果、豆类、水果等为食物，这些食物的纤维素不及草那么粗糙难以消化，不必反刍。不能吃的东西我们是绝对吃不下去的，比如草，不管它怎么鲜嫩，我们人类也无法吃下去，这是人的本能，是由生理结构决定的，宇宙不让人吃草，因为我们不是食草动物。

人吃进块状的肉类食物，最多只能吸收 30%，剩下的 70% 要通过肠道排出，但由于肉类在肠道内通过很慢，在结肠内形成粪便，这种肉类形成的粪便经过发酵，会产生许多有害的化学产物，例如低级脂肪酸、乳酸、丁酸、二氧化碳、尸胺、甲烷、组织胺、色胺、氨气、吲哚、酚类、粪臭素、硫酸脂、硫化氢等。这些毒素会通过血液循环被人体吸收，对健康造成损害，严重的会使人发生自体中毒，它是人类许多莫名其妙的疾病的病因。如果不吃块状的肉类，就不会形成恶臭的粪便，可以避免许多疾病。

什么样的粪便对人的害处少一些呢？含植物纤维素多的食物产生的粪便，那就是素食，素食不仅不会形成恶臭的粪便，而且素食中的纤维素还能充分吸附消化液和刺激肠道运动，促进肠道中的毒素排出。粗粮、杂粮、蔬菜、水果含有大量的纤维素，能将粪便尽快排出体外，产生的宿便也就少得多。现在很多人排便不正常，与吃肉食、精米较多有关。所以如果吃了块状的肉，则应同时多吃纤维素多的食物，才能尽快排出肉渣形成的粪便。

我们人类经过了亿万年的进化，人类的饮食结构也经历了亿万年的历史，但人类一直都是靠水果、坚果、谷类、蔬菜等过活。科学家特别是生物学家，包括提出进化论的达尔文在内，都肯定早期的人类是吃水果野菜以维生的，一直到今天，人的生理结构与消化系统并未改变。人类的消化系统结构，经历了几百万年的历史，不是几十年就能改变的。

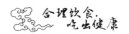

什么是高能量和低能量食物？

我们的身体是有能量的，我们所有的生命活动都是需要能量的。食物是能量的来源，我们吃的食物经消化吸收，进入血液，输送到细胞中去，营养物质在细胞中跟吸入的氧气发生作用，就产生能量。如果营养丰富均衡，氧气也充足，那细胞产生的能量也就充足，我们就会处在一个高能量状态中，外在表现就是精力充沛、神采奕奕。若处在一个低能量状况，则精力不足、没精打采、行动迟缓。新陈代谢会产生很多废物、毒素，这些东西要排出去，排除废物、毒素需要能量。如果能量不足，毒素就无法有效排除，并通过血液循环到达全身，毒素不断累积，长年累月我们的器官会磨损、会退化、会老化，毒素量变产生质变，累积到一定程度便会引发疾病。

身体的能量来源于食物，食物也就可分成两大类：高能量食物和低能量食物。我们人体在消化吸收食物时本身也要消耗能量，如果消化食物时人体消耗的能量比较低，而得到的能量比较高，这样的食物就叫作高能量食物。如果处理食物时要消耗身体比较多的能量，而得到的能量比较低，就叫低能量食物。蔬菜、水果、五谷杂粮都是高能量食物，在五谷杂粮中，越是粗加工的其能量就越高，如糙米、荞麦、燕麦、红薯、小米、土豆、薏米（苡仁）、各种豆类、核桃之类的各种果仁等。越是精加工的食物其能量也就越低，低能量食物则包括：肉、蛋、奶、油、糖、盐、精白面粉、精白米、面包等精制食物。现在很多人对高能量食物、低能量食物不了解，其实，高能量食物即前面所说的碱性食物，低能量食物即酸性食物。

不同食物在胃肠中的消化时间是不同的，蔬菜水果、米汤、菜汤要半个小时，荞麦、糙米等粗粮 1.5 小时就消化完了，处理得也很迅速，人体的能量消耗很少，获得的营养却很丰富。粗糙的五谷杂粮、新鲜蔬菜和瓜果，所有身体需要的营养素都在其中，包括蛋白质、植物纤维，这些都是高能量食物。

肉类是动物性蛋白，健康人在胃内的消化时间要 4 小时左右（如果身体不好特别是胃肠功能不好的人，其消化时间就更长了），在肠道分解成氨基酸，同时生成尿酸、磷酸、酮酸等酸性物质，肉类产生的酸性物质，身体要把它们排出去，要消耗掉大量的能量。肉类与白米饭或者面包同食则消化时间延长，要 6 小时左右。精致食物要耗很多能量去处理，要花大量时间来消化，消化后却得到少的营养、少的能量，因此我们把肉类叫作"低能量食物"，长期食低能量食物就易形成酸性体质。而且肉类的纤维少，对肠道缺乏刺激，在人的肠道中通过较慢，不仅停留的时间久而且还会产生毒素，导致肠道疾病、肝脏疾病，如便秘、痔疮、肠癌、肝硬化、肝癌等。有的残留在肠袋中不能排出，形成宿便，不断地产生毒素。

很多胃肠有病的人都会有这样的体会，吃肉食会加重不适，这是为什么呢？胃肠道有病的人其消化能力都不好，适宜消化简单清淡的食物，这些消耗能量少，而肉食在胃内消化的时间久，在肠道内停留的时间更久，需要消耗较多的能量，胃肠道实在不堪重负，胃肠道自然排斥肉类食物，这也是身体的本能，因为身体知道自身需要什么。故凡胃肠道有疾病者，治疗的重要方法之一就是减少或杜绝肉食，吃容易消化的食物如粥、汤、果汁等，以便让胃肠道更好地得到休息，身体才能尽快恢复。如患慢性胃肠道疾病而依然不肯放下肉食者，必定迁延不愈。

虽然人们已经认识到过多的脂肪是有害的，但绝大多数人依然认为肉类最有营养最好吃。的确，肉类和脂肪为人类提供了高热量，但人类不需要很高的热量，因为高热量给人类带来许多疾病，并且难以治疗。

饮食方式决定了身体的健康状况。病从口入，身体的好坏是吃出来的，吃什么得什么，若餐餐吃低能量食物，身体累积的毒素排不了，细胞得不到修补，不断退化，最终会引发各种机能性疾病。相反，若选择高能量食物，身体本身就能解决这些问题，哪怕你现在身体不好，只要从现在开始选择高能量食物，能量就会得到积累，身体就会渐渐好转。

肉食这么有味道这么好吃，可我们却把肉食称为低能量食物，很多人无法理解和接受。那就让我们来看看人体生理上的反应吧！我们生病时特别是突然患大病时，都会有一个明显的反应——食欲下降、食欲不振，病情越重越不想吃，甚至连粥水汤水都不想喝，为什么呢？因为人体有自我防御的本能，突然生病了，人体就要优先集中全部能量去对付这些疾病，会暂时排斥需要消耗身体能量的食物（因为人体可以短时间断食），消耗能量越多的食物身体越是排斥。人体的能量与病邪抗争，这方面中医的理论非常清楚，叫正邪相争，犹如两支部队在体内激烈战斗，当然最后是正气打败邪气，恢复健康，恢复饮食。如果正邪交战，相持不下，甚至正不胜邪，那食欲不振就会持续下去。晚期肿瘤的病人为什么不能吃东西了？因为身体虚弱的能量已经不够对付肿瘤，哪还有能量去消耗食物特别是肉食？为什么肝炎病人特别厌食厌油腻？因为肝脏是人体最大的解毒器官，肝脏炎症导致解毒功能明显受损，而油腻的及肉类食物在体内产生许多毒素，胃肠已经没有多余的能量去消化那些要耗很多能量的肉类油类了，肝脏更缺乏能量去解毒了。难道癌症晚期、肝炎病人不需要营养吗？不需要能量吗？那么为什么有营养高能量的肉食却吃不下了呢？

随着正气的恢复，身体逐渐好转，能量逐渐积累，胃肠道的功能也在改善，食欲也会逐渐增加，初是清淡的汤水、粥水，继而一般的饭菜、肉汤蛋汤也能吃了，至身体完全康复时，也就能吃肉了。这里有一个很明显的过程和特点，即身体康复后才能吃肉，而不是吃了肉身体才康复。这个生理过程就表明了肉食是低能量食物，因为它要消耗人体较多的能量，只有人体有足够的能量时才会接受它。我们进食任何食物都是要消耗能量的，清淡的食物如汤水、粥水消耗能量最少，消耗能量越多的食物身体就会越排斥，这是人的本能。可如今太多的人不懂这个原理，本末倒置，反而认为要吃肉才能康复，身体稍为有一点好转就迫不及待地吃肉，天天煲肉汤，结果不断地消耗人体的能量，导致康复延迟。所以，能吃肉表明身体的健康状态还好，更应珍惜，要减少肉食，但健康决不是吃肉吃出来的。为什么现在很多简单的疾病治来治去治不好？很多都是气虚，一边吃中药补气补能量，一边吃肉消耗能量，这病能好吗？

人们有时也会借助外力消除病邪——输液、用药物等，这会使病邪得以尽快清除。输液时葡萄糖直接输入血管，不需要消耗人体的能量而能量得到迅速补充，不用吃饭也能得到能量，身体恢复也就快。

肉食与疾病有什么关系？

社会日渐发达，医学和医疗设备日益先进，对疾病的认识越来越清楚，那么人类的健康理应越来越好，患病越来越少才对。但实际上疾病却越来越多且难以治疗，如癌症、高血压、中风、心脏病、骨质疏松、痛风、神经症等，由此可见医学的进步并没有真正给人们带来健康。

古代生产力落后，一年四季难以吃上几次肉食，只有逢年过节时才有机会，所以自古以来中国人骨子里面的传统就是特别崇拜肉食，认为那是最好的食物，且至今逢年过节人们关心的也是有无肉食。过去的科学界、医学界对肉类的认识都犯了重大错误，认为肉食营养丰富，把肉食当作追求的目标，这导致发达国家以及向发达国家靠拢的发展中国家的人们受到错误的引导，人们陷入各种现代病当中，全球不知有多少人因为无知而早早地结束了自己的生命。

科学家们经过长时间的研究发现，以前吃低脂肪食物也就是米饭与蔬菜为主的中国居民，患乳腺癌、肠癌、肺癌以及骨质疏松症的机会很少，而吃高脂食物即肉食为主的美国人、英国人、瑞典人、芬兰人等，患这些疾病的概率位居世界前列。美国人不仅患这些癌症高居世界前列，而且他们有50%的人死于心脏病、高血压、中风、糖尿病等疾病，而那些贫穷落后的国家，这些疾病的罹患率却很低。

在第二次世界大战期间，丹麦被德国封锁而发生粮食短缺，丹麦政府指派全国素食学会担任粮食配给工作，丹麦一般公民所吃的只是粗面包、麦片粥、土豆、蔬菜等，结果丹麦人的健康却得到了很大的改善，死亡率降低了17%。与此同时，挪威人亦由于粮食短缺而把肉食的消耗量降低，大量增加谷类和蔬菜，结果死于循环系统疾病的比例明显降低。战争结束后，经济恢复了，挪威与丹麦人又恢复吃肉，不久死亡率与心脏病的比例又上升到战前的水平。"二战"后，许多国家的生产力迅速提高，人民的生活水平也提高得很快，肉类和禽类一跃成为他们的主要食品，肉食成为新兴的饮食结

构，很快这些国家的心血管疾病、癌症、糖尿病和肥胖症的发病率
急剧上升。

以往中国人所吃的蛋白质大多来自植物性食物，动物蛋白质的
来源只占食物总量的 10%，而美国人所摄取的蛋白质有 70% 来自动
物。在物资匮乏的年代，人们以素食类为主，但随着中国经济的快速
发展，中国居民的食欲也迅速膨胀起来，短短三十年，中国人的饮
食结构早已发生了巨大的改变，城市、城镇的绝大多数家庭餐餐有
肉，甚至鱼肉已代替了谷类成为主食，与此同时，高血压、中风、糖
尿病、高血脂、肥胖、脂肪肝、肿瘤、痛风、骨质疏松等慢性非传
染性疾病迅速增加。1957 年中国死亡率中慢性病只占 23%，到 2000
年已上升到 75%！每年约 300 多万死于心血管疾病，约占死亡总数
的 45%，160 万死于癌症，约占 25%，心血管病已成为中国人的"头
号杀手"。中国城市成年人超重的比例在 1992—2004 年猛增 39%，
而肥胖人口比例幅度高达 97%。中国人自古以来以肥为荣、以肥为
美，随着肉食的增加，今后肥胖率还会有较大幅度的增长，慢性非
传染性疾病已经严重威胁到我国居民的健康。

发达国家百余年的肉食历史还没走到尽头，如今中国赶英超美，
肉食的历史才刚刚开始。从 1982 年到 2012 年的短短 30 年间，中国
就迅速成了世界第一的"慢性病"大国，中国人的高血压比例比 30
年前增加了 3 倍，超重比例比十年前增加了 1 倍。在物资匮乏的 20
世纪 60 年代，心血管疾病、糖尿病、癌症十分罕见，闻癌色变。现
在各种文明病、慢性病在全国已经非常普遍，癌症就如感冒一样普
遍，而且呈低龄化，少年儿童患病的例子屡见不鲜，慢性病已不再
是中老年人的专利！现代社会，各种疾病层出不穷，或者查不出原
因，反复折腾人，并且难以治疗，浪费大量的人力物力，病人不是

反思自己，而是怨天尤人，打砸医院，打骂医生，所以全国各地的医疗纠纷特别多，原因是多方面的，但根本的原因还是人们对肉食摄取过多。如果人们能减少肉食，减少低能量食物，那么不仅能减少疾病，获得健康，人与人之间复杂的关系也会得到改变，社会也就更加和谐平安。

德国的科学家曾做过一次研究，偶尔才吃肉的素食者，患心脏病的概率只是一般人的三分之一，癌症的罹患率是一般人的二分之一，而且素食还能起到食疗的功效。植物性食品多元不饱和脂肪酸（PUFA）与饱和脂肪酸（SFA）比值比较高，此外，素食者其胆固醇摄取量也较少，血中高密度脂蛋白（HDL）浓度也比肉食者为高，因此能减少心脏血管疾病的发生。如全素食者多食用绿藻、海带、裙带菜、海洋真菌等，来补充二十二碳六烯酸（DHA）及二十碳五烯酸（EPA）的不足，可降低血液凝集或癌症的发生概率。现代很多人的经验也表明，吃肉食时疾病缠身，改吃素食后疾病渐去，获得健康。

曾有报道，陕西一李姓老汉吃肥肉上瘾，几十年来天天要吃1斤多肥肉，一顿不吃心就发慌，体重严重超标不说，过剩的脂肪堆积在体内，使他全身上下长满了大如鸡蛋、小如葡萄的脂肪瘤，连肠子里都挂满了脂肪瘤，通过结肠镜检查，一串一串就像葡萄一样。李老汉老是拉肚子，一天跑五六趟厕所，就是肠子里的那些脂肪瘤及腹部大量脂肪压迫肠道造成的，由于肠子里脂肪瘤太多，根本无法施行手术。

肉食与癌症有什么关系？

在医疗科技发达的北美洲，4人当中就有1人死于癌症，美国国家癌症学院(National Cancer Institute)建议:若能采取低脂的饮食习惯,则能降低 50% ~ 90% 癌症患病率,即使是癌症患者,也能减缓死亡时间。医学博士欧尼特·怀德说:"西方社会中,超过 50% 的癌症与营养过剩有直接关联,尤其是脂肪的大量摄入。"

全世界已有很多研究报道肉类食物与癌症有着重要的关系。肉里到底有什么,为什么会致癌?除了公认的医学理论,许多学派和专家都把致癌物指向肉中之毒。

吃肉越多越可能得癌症,更是产生心脑血管疾病、糖尿病等现代野蛮病之祸根。北京市癌症发病情况,1996 年是 1955 年的 5.2 倍。我国原是大肠癌的低发区,20 世纪大肠癌患病比例是万分之一以下,可近二三十年来随着食物结构的改变,肉食量的增加,发病率也不断上升,80 年代为万分之二,90 年代为万分之二点四,2001 年则达到万分之六!

据报道,深圳每天平均 43 人患恶性肿瘤,恶性肿瘤发病率呈上升趋势和年轻化,其中以福田区和罗湖区占比最大。虽然恶性肿瘤的发病与多种因素有关,但众所周知,深圳是新兴的移民城市,福田区和罗湖区的发病条件如环境、空气、遗传与其他区相比无特殊性,为什么会比其他区高呢?难道与福田区和罗湖区的经济发达,肉食比较丰富无关吗?

世界卫生组织(WHO)2013 年发布研究报告,称 2012 年全球新增癌症病例和死亡人数出现惊人的增长,而中国的癌症发病个案几乎占了全球一半,高居榜首,并警告未来二三十年将出现癌症病例大爆发,预测至 2035 年全球新癌症病例将比现在增加近两倍。然而中国目前还不是患癌率最高的国家,排在前 5 位的是丹麦、法国、澳大利亚、比利时和挪威,中国成为全球癌症第一大国已为期不远。

为什么城市里的癌症病人越来越多？癌症尽管与遗传等多种因素有关，但主要还是由包括饮食在内的环境因素引起，如吃肉多了，主食吃得精细了，粗粮、杂粮等摄入不足，缺乏纤维素。食物在肠内停留的时间与大肠癌有密切的关系，蔬果类高纤食物停留时间为20～30小时，而肉类低纤高脂食物停留时间为80～100小时，当食物在肠内开始变质而未能及时排出去，大肠便会将毒素吸收，导致大肠癌发病率的升高。高脂肪、高蛋白的摄入是乳腺癌、大肠癌发病率上升的重要原因，癌症的增长率跟肉食的增长率曲线相似。

美国人在1914年用两组老鼠做实验，一组吃肉比较多，一组没有吃肉，实验的结果发现吃肉的那组老鼠长得快，当时的实验者就把这个动物实验的结果应用到人身上。1915年美国成立了推广肉食的社会团体组织，鼓励美国人多吃肉，认为吃肉身体才会健康。受到这种观念的影响，1920年起，美国人家家户户吃牛排、汉堡。后来却发现，美国人死于癌症的人数一年比一年增加。1900年，每27人当中只有1人死于癌症，1950年上升到8个人中有1个人是死于癌症，到了2000年，3个人中有1个人是死于癌症！如今的中国正在步百年前的美国后尘，各级政府大力倡导居民吃肉，且绝大多数人也认为肉才是好东西，吃得好不好也是以有没有肉吃为标准，有肉就是吃得好，没有肉吃就是生活条件差，吃肉才有营养，不吃肉就不够营养，所以"营养不够，餐餐吃肉"，这种观念大大促进了畜牧业的高速生产！

科学研究发现肉类中含有大量的致癌物质，如N-亚硝基化合物、亚硝酸盐、杂环胺、多环芳烃化合物、激素等。酸性体质是癌症的主因，肉食是造成酸性体质的最大原因，酸性体质可以激发癌细胞繁殖，癌细胞极易生长扩散。美国癌症协会提倡癌症患者停止食肉。德国的 Hunze 族人终身素食，百年来没有发现罹患癌症者。1988 年英属哥伦比亚、维多利亚大学的哈洛德佛斯特（Harold Foster）教授调查突然好转（癌细胞突减）的 200 例癌症患者，发现 90% 的患者在好转之前曾改变饮食习惯，包括吃全素，不吃白面、糖以及过度加工过的食物。

美国医学家研究发现，人体正常细胞内钾是钠的 5～6 倍，钾不足，则容易造成细胞癌化，钾增加则癌症细胞恢复正常。因为细胞在分裂时，钾含量下降而钠含量上升，癌细胞也不例外，每次细胞受伤时，钾由细胞之中漏出来，癌细胞即开始繁殖。人患上了慢性病，若能提高体内细胞的钾含量，生癌的机会则减少。相反，老年人体内的钾特别容易由细胞膜漏出来，所以患癌的概率随年龄增长而增加。医学研究进一步发现，如果在有些癌细胞的培养液中加进了钾，它会突然变成正常细胞。老鼠的血癌细胞本来不能造血，可是将其培养液中的钾提高到 10 倍以上时，就有造血的现象出现。由此证明，钾和钠的比例是癌细胞形成的关键……所以，凡是平日摄取较多钾的地区，居民患癌症就比较低。

如何维持高钾低钠的体质？还是要从饮食做起，从饮食中摄取自然中的钾。钾的含量以蔬果为最高，植物蔬果类钾钠比例多数大于 200 倍，部分高达三四百倍。而所有的肉类不超过 3.5 倍，罐头加工品不超过 1 倍，火腿仅 0.3 倍。我们在烹调过程中，加了盐又加了调味料，盐中含钠，故如果吃肉，钾钠比值就更低了。所以，要想有健康的体质，就必须多摄取植物蔬果类食物。近年食疗防癌的秘诀，正是根据这个原理，多钾少盐，多素少肉。肉类、食盐和味精都含有大量的钠，而蔬菜与豆类则含有大量的钾，所以多吃蔬果豆类少吃肉和盐，是防止癌症、高血压、糖尿病的重要举措，正如古人所说的鱼肉生痰又生火，萝卜青菜保平安。

肉食还有哪些害处？

首先，现代人吃的肉跟两百年前、两千年前的肉已大不一样了。以前的猪、鸡是自然生长，而在现代饲养过程中，为了使动物快长快大，饲料中加有大量的化学品，如催长素、抗生素、荷尔蒙、开胃精等，让动物餐餐吃，毒素进入动物的体内，日积月累没有完全排泄出去，而是残存在动物体内，人吃肉食，毒素以动物肉为载体，一天天地进入人体，人便成为有毒物质的最高富集者，食肉者位于食物链的最后环节，造成慢性中毒。长期吃生长激素使人发胖，这是肥胖增多的重要原因，也是现代少年儿童性早熟的重要原因。人们都知道吃肥肉不利健康，商家便研究出瘦肉型猪，用"瘦肉精"来饲养，又闹出"瘦肉精"中毒的事件。

现在的动物尸体是内外均沾毒，美国爱达荷州立大学的研究结果显示，肉类中的DDT等杀虫剂残留物的含量是植物的13倍，即食肉者身上的农药残留量可能比食素者高出13倍。更何况植物上的农药残留物可以洗涤，动物肉内的农药残留物则无法洗掉。

其次，人也是动物，一个人的情绪激烈变化时，体内会产生各种各样有毒的化学物质，毒素越多，对人体的危害就越大，但毒素会逐渐排泄出去。动物被宰杀时由于肉体上的巨大痛苦、恐怖、挣扎、愤怒，体内释放出很多毒素如去甲肾上腺素，且迅速传遍全身，由于动物被宰杀后生命停止了，毒素排不出去，就全部残存在动物的肉上、骨头内，人食用这些动物，毒素就会随着肉食进入人体内，经常食用就会使人慢性中毒，对身体造成损害，食用越多中的毒也就越多，导致肉食者的性格特别容易暴躁，容易产生侵犯别人的行为。美国心理学家艾尔·马凯博士曾做过实验表明，他把一个人在愤怒时所产生的气体凝结成水注射到动物身上，动物的情绪也会发生极大的变化，很快死亡。一个哺乳的妇女，如果是在喂乳的时候生气，乳汁就含有毒素，婴儿吃了就容易患病。

再次，我们吃肉就是吃动物的尸体，动物死后，由于蛋白质迅速分解，尸体里面产生一种叫"尸毒"的毒素，死得越久毒素就越多越强，肉食变质很快，腐烂而产生很多细菌。一些商家为了利益，变质了的肉食照样出售给食客们，所以食物中毒几乎都与肉食有关。

最后，动物特别是野生动物，带有很多病菌和寄生虫，病菌、寄生虫进入人体，容易引发疾病。

所以，当人们进食肉食的时候，虽然美味可餐，有谁思考过这道美食是怎么来的？可曾想过这美味的背后有多少毒素因此而进入了我们体内？我们吃进一块肉的时候，各式各样的毒素也就随之进入我们的体内，它们是抗生素、镇静剂、荷尔蒙、开胃药、预防疫苗、防腐剂、农药残留、脓毒、尸毒，还有寄生虫和病菌等。很多人三天没有吃肉就头晕，吃肉头晕就消失了，却不知那正是慢性中毒！还以为是缺乏营养了！前面说的李老汉一餐不吃肉心就发慌，就是典型的慢性中毒已成瘾的表现。我们的父辈、祖辈们一年四季就只吃几次肉，他们头晕了吗？现在有些人几天不吃肉就头晕，到底是没吃肉引起的还是吃肉过多引起的，难道不是很明确吗？可是有些人就是专挑素食中的一些毛病，而对肉食所造成的种种危害却视而不见，百般庇护，这不仅是对素食的认识问题，而且还是对素食的歧视，是想把人们引向邪路。

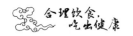

素食有没有营养？

素食分为三种：一是"全素素食"，是指饮食中的食物来源完全来自植物界，包括天然谷物、全麦粉制品、豆类、各类蔬菜、花生、薯类、果品、海藻等，没有任何动物性食物；二是"奶蛋素食"，是指饮食中有奶和蛋的素食；三是"奶素食"，是指饮食中可以有奶的素食。

很多人都喜欢素食，但又担心素食营养不足，总认为不吃肉会导致营养不良。许多科学研究显示，素食品能供应所有身体需要的养分，素食品提供的营养热能超过了肉类，让我们来看一看下面这两个表吧！

不同食物的蛋白质含量

食 物		蛋白质含量（%）
动物性	肉类	15 — 22
	蛋类	11 — 14
	奶类	3.0 — 3.5
植物性	米面类	7 — 11
	豆类	41

各类食品营养成分表（100克含量）

食品	钙（mg）	磷（mg）	铁(mg）	蛋白质（mg）	维生素 B_1（mg）	维生素 B_2（mg）
黄牛肉	8	177	3.6	18.8	0.08	0.15
水牛肉	10	190	4		0.08	0.16
肥猪肉	1	18	0.2	14.6	0.19	0.04

食品	钙（mg）	磷（mg）	铁（mg）	蛋白质（mg）	维生素 B$_1$（mg）	维生素 B$_2$（mg）
瘦猪肉	12	123	1.5		0.65	0.12
鸡 肉	5	104	0.4	21	0.07	0.07
鸭 肉	12	230	0.8		0.16	0.16
旗鱼	11	179	1.1		0.16	0.09
鳖	4	25	0.5		0.08	0.17
枪乌贼	7	257	0.4		0.02	0.11
鸡 蛋				12.5		
慈 姑	7	155	1.1		0.23	0.04
芋 头	41	100	1.2		0.28	0.06
黑 豆	260	577	7		0.93	0.28
蚕 豆	95	370	6.4		0.43	0.21
红 豆	83	318	6.1		0.34	0.26
干莲子	114	583	3.6		0.64	0.15
绿 豆	86	320	4.9		0.52	0.29
花 生	64	392	1.7		1.04	0.16
黄 豆	216	506	7.4		0.44	0.31
黑芝麻	1241	552	13		0.64	0.22
豆 皮	280	560	6.7		0.76	0.22
花 豆	157	344	5.5		0.67	0.23
发 菜	699	71	10.5	21	0.21	0.18
黄 瓜	78	213	4.7		0.01	0.01
木 耳	207	210	9.3		0.12	0.49
金针菇	340	208	14		0.16	0.71
皇帝豆	25	140	2.8		0.3	0.36
香 菇	125	190	9		0.56	2.11
紫 菜	850	703	98.9	28	0.34	0.38
番薯叶	153	81	3.6		0.14	0.21
杏 仁				31		

　　理论上讲，素食能够获得比肉食更优质的营养。从上面这两个表就知道，植物中的各种矿物质及蛋白质、维生素都比肉类多得多！在素食品中蛋白质的含量极其丰富，麦谷类含 7%～11%，而豆类中的蛋白质含量更高，达 41%，是肉类的两倍，豆皮的蛋白质更高达 50%，且大豆中的蛋白是完全蛋白，更易为人体所吸收，许多坚果、种籽与豆类有 30% 的蛋白质，打破了人们肉类比素食蛋白质高的成见。我们所需要的蛋白质主要是由八种氨基酸组成，肉类之所以被认为比较优越就因为它含有八种氨基酸。肉类并非是唯一的完全蛋白质来源，黄豆与牛奶同样也是完全蛋白质，它们能够适当地供应我们所需要的八种氨基酸。

　　完全蛋白质很容易依靠同时吃两种非肉类食品就可得到（如米与豆类），不论如何调配组合，每种蛋白质都能发挥其效益，如此高品质的组合所产生的蛋白质价值远超过单项食品。当我们吃米与豆类、豆浆与烧饼及其他很多餐食，即在不知不觉中自动地符合了蛋白质的相辅功能而形成完全蛋白质。1954 年，科学家们在哈佛做了一项详细研究，发现只要把蔬菜、谷类及其他农产品做任意组合就可得到足够的蛋白质。1972 年，哈佛大学的菲特烈史达博士就素食者做过一项广泛的研究，发现他们所摄取的蛋白质含量是每人每天基本需求量的两倍。科学家们于是下结论说，吃各种素食品，其中的蛋白质含量均足够人体所需要。我国长寿之乡的人们就常把米饭与豆腐或豆类，或者玉米与豆类等合在一起吃，从而不缺蛋白质。

　　植物性蛋白质使人直接地从植物中得到蛋白质，而肉类蛋白质则是通过吃动物才获得。豌豆、小麦、燕麦所含的铁是牛肉的两倍，几乎每样植物中的铁质都比肉类高，肉类的钙质也不如素食多。中国人现在普遍缺钙，或因爱吃肉而致钙磷比例失调。

肉类含的脂肪较多，但植物果子中的脂肪更丰富，如核桃含油66.9%，花生含油48.7%，芝麻含油48.23%，黄豆含油20.20%……脂肪酸共有13种，动物性油脂中只含6种，植物性油脂则含全部，且动物性脂肪为饱和脂肪，胆固醇含量高，易引发血管硬化、高血压、心脏病，并利于癌细胞繁殖；植物性脂肪为非饱和脂肪，能促进胆汁酸排泄，降低胆固醇，避免各种心脑血管病。贫穷国家的人民和一些长期吃素的人营养不良，并非由于不吃肉，而是由于吃的食物不够、食物不均衡所致，缺乏蛋白质、矿物质、维生素等。相反，世界上任何地方，如果素食者能够摄取适当的卡路里，以及充足的蔬菜、谷类与豆类，那么他肯定是一个健康、强壮而有活力的人。如果出现营养不良，那不是素食本身的问题，而是素食者选择食物结构的问题，偏食当然营养就不全面，出现营养不良，这在肉食中更多见。认为素食会导致营养不良，那只不过是好肉者的一种借口，是因为人类崇拜肉食，肉食味美。世界上有个国家规定不许吃牛，他们国家的人民营养不良了吗？

素食不缺营养，长寿的素食者本身就是最好的证明。很多人受不良资讯的影响，所以不断地吃肉。因为吃肉的人，习惯肉的滋味，素食当然没有肉食香。心理因素很重要，对生理的影响是非常巨大的，假如心理上认为吃素没有营养，不吃肉就会缺乏营养，那么请不要尝试素食。

对于渴求健康的人们，素食是最好的选择。只是传统错误的饮食观念影响太深，所以沉迷于肉食的所谓美味之中。随着经济建设的发展，如今的中国则是更多的人加入到肉食行列中，有很多父母为了让孩子更健康，尽量让孩子多吃肉，却不知这正是在害孩子们！

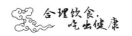

素食能美容吗？

几千年来，中国女人在多素少肉的生涯中养成了心性和外表美，一向以优雅著称于世。

素食者长期食用碱性的植物性蔬果，血液中的乳酸便会大量减少，自然就不会产生有害的物质随汗排至皮肤表面损害健康的皮肤。素食中含大量的维生素 E 能够使女性皮肤更加娇嫩，起到极佳美容效果。同时，植物性食物中的矿物质、纤维素又能把血液中有害物质清除。这种净化的血液，能够发挥完全的作用，于代谢过程中输送足够的养分与氧气，使全身各器官功能活泼充满生气，皮肤自然健康有光泽，细致而有弹性。

白嫩的皮肤是吃出来的，皮肤的黑白程度与皮肤中黑色素的多少有关，饮食的调整能减少黑色素的合成，有助于皮肤变白。美国的营养学家建议，如果想要皮肤变白，就多摄入富含维生素 C 的食物，如酸枣、鲜枣、番茄、刺梨、柑橘、新鲜绿叶蔬菜等，同时要注意摄入富含维生素 E 的食物。化学实验证明，黑色素形成的一系列反应多为氧化反应，但当加入维生素 C 时，则可阻断黑色素的形成，富含 E 的食物有卷心菜、菜花、芝麻油、芝麻、菜籽油、葵花籽、葵花籽油等。

植物性食物提供的蛋白质十分丰富，粮食、豆类、马铃薯等可以为吃素者提供足够的蛋白质。维生素是人体所必需的，素食者所吃的蔬菜、水果中含的维生素 C、植物油与绿叶蔬菜中的维生素 E，发酵食品中的维生素 B_{12} 等都很丰富，且能满足人体的需要。维生素 D 在素食中虽然含量不多，但人体通过阳光的作用，可在皮肤中合成。

素食中的矿物质需要量并不多，吃素的人并无出现因矿物质缺乏而带来的病态征兆，碳水化合物是植物性食物的主要成分，因此素食者也不会缺乏。饱和脂肪会使血液中胆固醇升高，而不饱和脂肪酸会使血液中胆固醇降低，植物油绝大多数是不饱和脂肪酸，因此素食者血液中的胆固醇较之肉食者为低，这就减少了患冠心病的可能性。缺乏纤维则易引起内脏功能失调、便秘、痔疮、结肠癌，而素食因食用纤维素较多，可以预防这些疾病，此外吃素者的脂肪平均比不吃素的少30%，因此则可以减少与避免因脂肪过多而发生糖尿病、胆结石、高血脂、肥胖、高血压与心血管病等。

精力充沛，思维敏捷，皮肤润泽，这是青春年少的表现，反之身体疲劳、智力衰退、皮肤粗糙，则是衰老的征象。人类通过各种手段如美容、服营养品、改善饮食等，希望青春永驻，美丽长存，却不知道素食是最好的办法。食素者食用植物性脂肪较多，脂肪丰富皮肤就润泽，脂肪一是供给热量，二是维持体温和保护内脏，润泽皮肤，三是帮助维生素吸收，脂肪多了使人发胖，易患高血压、糖尿病等心脑血管疾病以及肝、脾、胃等内脏病，少了令人瘦，易患神经症及皮肤病。动物性脂肪为饱和脂肪，含胆固醇量多，易引起血管硬化、高血压、心脏病、癌症。植物性脂肪为非饱和脂肪，能促进胆汁酸的排泄使胆固醇降低，血管老化慢，血液流动好，可避免心脏病和各种血管病症，所以食用植物脂肪是美容的最好办法。

肉类中的大量荷尔蒙（生长激素）会刺激毛发生长，促进皮脂腺分泌更多油脂，使油脂和细菌附着。肉食形成酸性体质，偏酸的体液使皮脂腺受到破坏，皮肤失去了对细菌的抑制作用。肉类中会凝固的饱和脂肪酸可以使皮脂腺阻塞，各种毒素在体内淤积也是导致面部问题（如长斑、长痘、老化等）的重要原因。肉类鱼类含有大量的动物油脂，与动物蛋白一起，附着在皮肤细胞里，使细胞不断肥大，堆积成坠，食肉越多，那种坠肉型面孔越明显。肉类、鱼类、蛋等动物性食物，使血液里的尿酸、乳酸量增加，这种乳酸随汗排出后，停留在皮肤表面，就会不停地侵蚀皮肤表面的细胞，使皮肤张力、弹性降低，粗糙又容易产生皱纹与斑点，皮肤也因受到肉中毒素的侵蚀而变得越来越粗糙。吃肉太多的人身体肥胖而体虚，身体容易变形，便秘、毛孔粗大、体表变得多毛、皮肤易生疮等。

现代科学及营养学研究早已证实，米、面、谷物等淀粉是人类生命能量非常重要的来源，如果缺少将对人体造成很大损害。港台的俊男美女长期吃素或间或吃素（一个月中有多天吃素）的比较多，在吃素方面也是颇有心得，国外严格吃素的美女俊男也有不少。经常素食者全身充满生气，脏腑器官功能活泼，所以皮肤显得柔嫩、光滑、红润，吃素堪称是由内而外的美容法。

素食不仅能美容，还能减肥，素食能使血液变为微碱性，促进新陈代谢活动，从而把蓄积体内的脂肪及糖分燃烧掉，达到自然减肥的目的。

当今世界谁是肉食民族？

1956 年，美国农业部颁布了以肉食为主的四类健康食物，被编入多国的教材并一直沿用至今，影响了一代又一代人。中国在追赶美式现代化后，大量追求肉食，已经丢弃了传统的民族饮食模式。西方严肃的医学机构有无数的试验和研究证实，蛋白质过量毒化人体，而且动物蛋白和植物蛋白在对人体的益害方面有本质区别。

现在西方人吃肉量已经下降，比不上中国的城市尤其是北京、上海、深圳、广州等大城市。其实就西方人常吃的意大利菜、法国菜和墨西哥菜来说，还找不出一款一式比现代中国都市人吃的梅菜扣肉、涮羊肉、红油火锅、剁椒鱼头、鱼香肉丝等油腻。现在各大中城市很多中学生不愿在学校食堂吃饭，而跑到外面的肯德基、麦当劳餐馆进食，其实学校饭堂的菜是有肉的，但他们仍认为不好吃。

现代中国人吃肉量非常巨大，据联合国卫生组织和粮农组织统计，中国肉食消费水平在 1988 年至 1998 年的十年间，增长了整整一倍，达到了人均 46 千克，其增长速度在世界上名列前茅。1998 年，中国的肉食消费水平是发展中国家平均值的近两倍，并超过了韩国和日本等高收入的亚洲国家，从而成为亚洲东方饮食习惯国家中肉食消费水平最高的国家。中国人的食肉量比日本人多四分之一，中国人的平均寿命却比日本人少四分之一（20 世纪 90 年代初期，中国人平均寿命是 66 岁，日本人平均寿命 83 岁，为全世界最高）。

吃肉能促进健康吗？美国 20 世纪初就是自由发展的食物结构，因为农业资源丰富，畜牧业繁荣，大家都吃很多肉很多奶酪，但结果却是心血管病的高发。美国一直都在反思红肉太多的食物结构，营养学家一直在提倡减少红肉，国民普遍树立了多吃蔬菜杂粮才健康的观念，甚至很多人为了避免心脏病而改为素食。

中国人正在步美国人的后尘，外国人也看准了中国人好吃肉这个特性，麦当劳精心研制的多个素食汉堡包品种从不进入中国，必胜客里的素食品种在美国也很多，但在中国，没肉可能就没人吃了。食肉增多使中国人的体态和性情发生了很大改变，如性情暴躁、人性缺失、道德滑坡等。

中国人一直存在一个根深蒂固的错误观念，即认为肉是最好的食品，有营养，能滋补身体，所以现代人生病以后，或人体虚弱时，一定是用肉类进补，甚至还有"吃什么补什么"的说法。其实，肉类不仅蛋白质不如豆类多，而且也是各种食物中最缺乏维生素和矿物质的。有几个人的身体是吃肉补回来的？病后用鱼肉类进补，完全不合生理规律，很多人天天煲各类肉汤喝，以为这样吃身体就能强壮。天天食肉以求补身体的人，结果是越吃越好得慢，这就是现代很多疾病屡治不愈的重要原因。中医有补肾、补气、补血的药，那些是什么？全都是植物！当然，由于过去认识上的不足，古书上也有在少数补药方剂中加入一些动物作药引的，如当归羊肉汤等，但主要起作用的还是植物，否则为何不只吃肉而要吃补药？当去掉起补益作用的植物药后，肉就没有补益的功效了。中医理论认为最有补益作用的是米汤（在第一章中"为什么说粥是天下第一补物"有详细讲述）。现代人爱喝肉汤，在各种肉类煲汤时不也要加入具有补益作用的各类中药材吗？这充分证明单独吃肉是没有补益作用的，吃肉食只是调节口味而已，偶尔吃一点就行了。

欧美已经在悄悄地改变原来的饮食结构，现在美国有十分之一的人严格吃素，这个比例比中国至少多十倍。也就是说，中国人里只有百分之一或更少的人是严格食素的。而环保主义呼声甚高的欧洲，吃素的比例比美国还高，德国和英国达到六分之一和八分之一。法国是一个特殊的国家，法国这个曾经天主教的中心最彻底地抛弃了天主教，注重美食享乐，信教比例在欧洲大国里最少，素食者的比例也最少。但即使如此，其素食者的比例也比中国高得多。

1991年，美国责任医疗医生委员会提出了新四大类食物：谷物、蔬菜、水果、豆类，强调不含蛋奶的全素饮食。1998年美国农业部正式宣布：素食在各种营养方面均可达到"国家推荐的饮食标准"。也就是说，不必吃荤、奶制品和蛋，也可以获得很好的营养。种种迹象表明，美国正在悄悄地改变原来的饮食方式，近几年来美国由癌症引发的死亡率持续下降，2004 年美国癌症死亡率下降比率达到 2.1%。联合国食品和农业组织公布的报告显示，美国 20% 的大学生追随素食主义，其中越来越多的人成为严格素食者，另外有 55% 的美国人外出用餐时会点全素菜肴。美国 2006 年的调查显示，2.3% 的人是严格素食者，另外 6.7% 的人表示没有吃过肉类。

中国人追求肉食已经追求了几千年，如今刚刚尝到肉食的美味，还远远没有得到满足，绝大多数人还没有认识到肉食的危害，或者明知山有虎，仍偏向虎山行，怎么舍得放弃刚刚吃到的美味佳肴呢？可以预知，二三十年后，因肉食引发的各类疾病就会高居世界榜首。中国人的哲学是物极必反，只有肉食的危害严重到了无以复加的程度，才会引进广泛重视，肉食的销量才会逐渐降下来。

素食为什么可提高智慧？

素食民族与肉食民族哪个更聪明？关于这一点曾有许多争论。自古以来，汉族就是一个以素食或半素食为主的民族，它与周边的那些食肉的氏族部落到底谁聪明，不言而喻。即使在落后于西方列强的近代，华人的聪敏仍是举世公认的。两千多年以前成书的《大戴礼记》说：“食肉，勇敢而悍。食谷，智能而巧。”

印度因为信奉印度教曾举国吃素（除了穆斯林），印度人是否聪明也是自有公论的。在世界上，智慧之王——数学和哲学都被印度人把持。世界上许多数学大师都是出自印度，当今印度更是软件王国。印度古典哲学超过了古希腊、古埃及，其研究事物的深邃和系统甚至超过了以黑格尔和尼采为代表的德国哲学，其他国家更是不能望其项背。

发源自印度的佛教在东方影响巨大，佛教太深邃太智慧，不是一般人能理解得了的。有位西方科学家说，越研究越觉得现代科学不过是在证实早在三千年前佛教的发现，西方广泛流传，耶稣在印度学习十几年后回去而传基督教。佛教的一个重要内容就是不杀生，吃素和持素。

众所周知，修炼有素的高僧、道人，思维敏捷，智力超群，料事如神，他们靠的不是肉食，而是靠素食、少食、辟谷，唯有素食、少食、辟谷，才能使人的大脑清醒，才能开发出大脑的潜在功能。肉食是酸性食物，使人心躁、心烦意乱，心静不下来，容易失去理智，就永远也开发不了大脑的潜能。所以，要想开发人体的潜能，素食是很好的选择。

人的思维活动，是脑细胞内的正反两种力量不断冲击的结果，要使大脑能够充分发挥作用，大脑细胞就必须有充足的养分，这种养分主要为麸酸，其次为维生素 B 及氧、葡萄糖等，而食物中则以完整谷类及豆类含麸酸和各种维生素 B 最为丰富，肉类则含量甚微，所以素食可以提高人的智慧和判断力，使人容易放松及提高专注力。道家、佛家在修炼时为了提高智力，强调一定要吃素，古人说"素食者慧"是有道理的。

自古以来，富裕之家有吃有喝，酒肉不断，但富家子弟的智力却一代不如一代，皇帝家庭大多如此。相反，饥寒交迫的农家子弟的智力就比较强，因为他们缺少肉食，吃素为主。另外，肉食者生育能力弱，素食者生育能力强，这已是几千年来无数的事例所证明了的，所以富豪之家常常是单传或独女甚至无后，穷人的子女则是一大堆。因为染色体是决定生男生女的关键，肉食产生的是酸性体

质，染色体 X 喜欢的是酸性环境，染色体 Y 喜欢的是碱性环境，在
酸性环境中，X 的活性就强，生存的机会比 Y 更大，所以生女孩的
概率就大。美国以肉食为主，现在他们的科学家们惊叹男人的精子质
量明显下降！科学家推测，到 2030 年英国不孕不育率将达到 30%，
这是因为过多肉食造成的，所以现在英国号召全民吃素。

我国目前 60 岁以上的痴呆患者约有 500 万，每年约有 30 万老
年人加入这个行列。痴呆目前已成为继心脑血管病和癌症之后的第
四大严重疾病，严重威胁着老年人的健康与生活质量。肉食是造成
老年性痴呆的重要原因，这种病在城市几乎成为常见病，但在以素
食为主的长寿之乡巴马地区，老年性痴呆则非常少见，长寿老人不
仅身体强壮，而且思维敏捷，言语清晰，跟中年人没有什么两样。

素食为什么令人头脑灵活？

素食者头脑灵活，嗜肉者头脑昏沉。不少肉食者改为素食之后，
脑筋逐渐灵活了，想象力丰富了，领悟力提高了，思考敏捷了，有
些记忆力增加了……总之，脑部的功能明显渐入佳境，比青年时状
态更美妙。事实上，世界各地素食的儿童往往都智能较高。素食为
什么能增进脑力？

前面说过，人脑的细胞具有正、反两种力量，二者产生交互作
用，就有活动力。人们每次想做一件事之时，"正作用"的信息就传
出，与此同时，我们的大脑细胞又产生"不要做"的信息阻止进行，
这个就是"负作用"。这样一个要进行、一个要阻止，正反两种作
用在脑髓里一层高于一层地撞击下去。而我们要头脑运作得好，思
考能力强、判断力准确，必须正反作用协调配合。若要达到这个境

界，大脑的细胞一定要得到它们所需要的养分麸酸（也叫麦氨酸，是构成蛋白质的一种氨基酸），不过还要维生素 B_1 和维生素 B_{12} 配合，才可以令大脑细胞发挥出"正作用"，同时要有维生素 B_6 和泛酸配合，才可以令大脑细胞发挥出"负作用"，而优质麸酸和维生素 B 族都来自植物和谷物。

人的脑袋主要的成分是蛋白质，许多人因此有个误解，以为只要多吃含蛋白质的食物，就可以补脑。过去几十年，营养学界曾犯了重要错误，以为肉类的蛋白质比较优质。1956 年，美国建议美国人吃高糖、高脂、低纤维的食物，并以肉类与蛋奶类为主食，结果呢，美国的各种文明病发病率迅速上升。肉类确实含有大量的蛋白质，但这些蛋白质是酸性的，人们吃多了会令体内的血液变成酸性，身体从各部位抽出钙质来中和，又消耗大量的维生素 B_1，结果造成全身钙质及维生素 B_1 欠缺，引起骨质疏松症及其他骨骼问题，而且精神不稳定，头脑迟钝，血液循环欠佳。植物蛋白质对人体最有利，这是因为植物蛋白含很少的酸性食物。蔬菜水果一般都是碱性食物，多吃会令我们的血液呈弱碱性，保持头脑清醒。

大便畅通也是脑力充沛的一个关键。食物若留在肠子里时间一久，就会发酵变臭产生大量毒素，引起复杂的生物化学连锁效应，导致全身受害，包括头脑昏沉。凡是多纤维的食物，都有助于大便畅通，凡是鱼肉类食物都有使大便滞留的倾向，因而从这点上说，蔬果也有间接令人思想敏锐的功效。

还有一点非常重要，动物性脂肪黏着力非常强，肉食者的血管特别是毛细血管被油脂和斑块附着，血管变形狭窄，使血液流通不畅，大脑因而也运行不畅。这一点我们从胖墩型的孩子一般反应迟钝上也可看出，吃肉不多的孩子特别聪明伶俐。维生素 B_1 和维生素

C 对大脑非常重要，吃素特别容易吸收此二者，结果活力充沛，头脑聪明敏锐。

素食者为什么慈悲？

我们在"肉食还有哪些害处"这一节中说，动物被宰杀时分泌大量的去甲肾上腺素，这种毒素对人体毒害极大，肉食中的激素和荷尔蒙会使人神经趋于暴躁，所以现代人很容易冲动，打骂、攻击他人。据统计表明，中国从 20 世纪 90 年代中期到 2002 年，伤残和凶杀性犯罪率年增长 10%，吃肉的增长率也恰好是 10%。许多佛教大师无数次强调过，世上的战争劫难与杀生吃肉有着重要关系，"欲知世上刀兵劫，但听屠门夜半声。"素食者一般善恶分明，疾恶如仇，扬善如仪，不损公肥私，他们都因爱惜小生命、珍爱大自然，不愿做为非作歹、欺压良善之事。而现在很多人缺乏人性，以自我为中心，许多人道德沦丧、唯利是图、损害他人的利益，凡事好指责别人，缺乏报恩、守信的传统思想，所以人与人之间的纠纷、矛盾特别多，这与整个社会肉食过多不无关系。要想恢复中华民族的传统文化，弘扬中华民族的传统美德，改善人与人之间的紧张关系，实现真正的和谐平安，除了加强法制建设和道德教育外，饮食文化上最重要的是减少肉食，恢复以素食为主的传统饮食模式。

素食无论对身体健康还是避免佛教所说的因果孽报，都有很大的好处。佛学强调慈悲为怀，最大的一点就是不杀生，只有不杀生，才有可能慈悲。不杀生就只有素食，所以素食的好处还在于增长慈悲心肠。按照物质不灭定律，人是物质，也是不灭的，只是变成另一种物质和形式罢了，也许这另一种物质我们肉眼看不见，或由于科学不够发达还搞不清楚。佛教里有"五眼六神通"之说，凡人只在肉眼层次，能看到的东西很有限，而高层次者（天眼、慧眼、法眼、佛眼）能看到低层次看不到的东西。所以，做善事也好，做歹事也罢，一定会回报在人类下一代或者再下一代。素食不仅使人类更健康，还会使人类更有爱心，让人心情平静。世世代代如此，未来的世界才会更祥和更温馨。

在古代，由于食物短缺，饥饿难当，人们为了填饱肚子，为了活命，当然顾不得其他动物的生命了，所以把动物也当成了食物。而现在社会发达了，食物已经非常丰富，就应该尽可能地少践踏动物的生命，更没必要用大量的毒素去催养繁殖它们。

素食者与肉食者谁更有耐力？

几千年来，人们都误认为肉食者有劲，素食者没力。但现代许多研究则显示，素食者较肉食者更为强壮、敏捷而有耐力，而且不分年龄。根据流行病学调查显示，吃素的小孩和吃肉的小孩两者在发育上并无显著的差异。

贝尔京大学的史考特登博士曾做过测验，就肉食者与素食者在疲劳过后恢复耐力、强壮与敏捷三方面做比较，他的研究发现素食者在这三方面的表现都较为优越。

耶鲁大学的爱文·费舍博士在 1906 年与 1907 年做过耐力测验，耶鲁的运动员、教师、医生与护士都参与了这项研究，结果显示，素食者的精力几乎是肉食者的两倍。密歇根大学也有人做过类似的实验，印证了他的说法。布鲁塞尔大学的吉伯尼与艾欧特克博士所做的研究，均证实了费舍博士的比较。在耐力测验方面，素食者在精疲力竭之前比肉食者所能负荷的时间多 2～3 倍。而且每次测验完之后从疲劳中恢复过来的时间，只需同样参与测验的肉食者的五分之一。这些令人震惊的结果显示，素食无论在体力、耐力与效率上都较优越。

另外，许多创造世界纪录的运动员也都是素食者，如摔跤、拳击、竞走、足球、越野赛跑等。在欧洲，自行车选手素食比肉食者获胜的概率更高。第一次奥林匹克运动会的游泳冠军穆瑞·罗斯就是个素食者，他的速度惊人，持久有力，是最负盛名的运动员，奥林匹克运动会上 3 项金牌的最年轻的得主，他曾被认为是史上最伟大的游泳选手，并且打破多项纪录，他的出现，掀起了西方运动员吃素的风潮。一位英国的素食者游过英吉利海峡的速度为 6 小时 20 分，比历史上任何人都要快。许多国际有名的运动员，后来改吃素食之后更加成功，比如举重选手安德森，曾创下多项世界纪录，以及威斯穆勒，曾创下 56 项世界游泳纪录。国际知名的篮球明星比尔·华顿，以擅长攻击、苦战而出名，他个人的经验使他确信素食的利益，他也一再向别人宣扬这种养生之道。素食者之所以有较大的耐力与精力，是由于他们不必浪费大量的能量与肉食中的毒素对抗。我们前面也曾说过，素食获得的是高能量，肉食获得的是低能量，所以素食者耐力和精力都比较强。

世界最著名的中长跑名将卡尔·刘易斯，是一个严格的素食者。还有一个例证能说明素食者的勇和健，那就是中国的少林武僧，少林寺所有正式门徒都是素食者，严格按照佛教显宗的规矩修持。这说明素食者能干出比肉食者更轻腾、更猛烈、更坚健的活计。

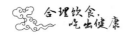

素食能健康长寿吗？

素食品脂肪含量很少，基本不含胆固醇，能有效减少心血管疾病的发生。此外，素食品纤维素含量非常充足，可以带走身体内的部分毒素，多吃蔬菜水果还有助于防止肿瘤发生，有利于养生。

哈瑞斯是位于印度与巴基斯坦北部的一个部落，由于不曾生病而且长寿而举世闻名，居民的寿命高达115岁以上，而且不曾有什么阑尾炎、大肠炎或癌症。科学家们群集在那里想探求为什么那里的人几乎没病，结果发现他们的饮食主要以全谷类、新鲜水果、蔬菜以及羊乳为主。

在伊库德山区，一处住着四百位居民的偏僻乡村，他们多数长寿，有好几位超过了100岁，75岁的人其中只有两个人患有心脏病！这些村民都是纯粹的素食者。

保加利亚160多位百岁老人中95%终身不吃肉。世界长寿之乡巴马地区的人们以前常年以素食为主，很少吃荤腥，一般只在逢年过节和红白喜事时才吃上点鱼肉（经济发展后这种状况已经改变）。1981年至1987年，美国的肯伯教授在中国做了一项为期七年的调查研究，在中国65个县每个县取100人，共6 500人，发现这些人当中，吃肉越少吃菜越多者越健康。有一个美国医学组织要对素食进行对比研究，在美国寻找肉食者容易，而纯粹的素食者就难找了，于是他们到了中国四川和湖南偏僻的寺庙里寻找素食者，发现那些老和尚平均80多岁。

美国人50%超重，美国的素食者大多数是较瘦而又较健康的，而平均素食者要比肉食者轻了20磅。美国国立健康学院曾研究过五万名素食者，发现他们活得较长，也较少患心脏病，与肉食者相较，得癌症的比例要低很多。在英国素食者投保寿险的保费要比肉食者低，因为他们患心脏病的可能性较小，保险公司所承担的风险也比较小。素食馆投保食物中毒险的保费也较低，因为顾客食物中毒的可能性要比荤菜馆小。

美国的医生米勒曾用老鼠做过试验，他将老鼠分为两组，一组给予肉类，一组给予谷类，经过一段时间后，素食的老鼠比肉食的老鼠寿命长，而且对于疾病的抵抗力也较强，即使患病之后，素食的老鼠恢复也比较快。

我国山东齐鲁大学医学院营养学系也曾用白鼠来做过试验：他们在一群白鼠里面选出一些体重相等的小白鼠，把它们分成两组，一组用普通人家的食物，如窝窝头、青菜、豆腐、山芋、咸菜等去喂养，另一组用富裕人家的食物，如猪肉、白馒头、荸荠和莲藕等去喂养。三个月以后检查，结果吃普通人家食物的白鼠平均每只体重达到184千克，而且皮毛光润，很有精神，生育到第五代还很健壮；吃富裕人家食物的白鼠，平均每只体重只有146千克，相差了38千克，而且皮毛没有光泽，外貌又显得毫无精神，只生育了三代，并且它们第三代的子孙简直瘦弱得可怜！因为白鼠身体组织和饮食都与人类相似，所以根据这个试验的结果，可以判断吃肉对于身体健康的影响和不良后果，可延及子孙后代。

素食正在改变西方的营养学，美国营养学家柯林斯说："人类若能废去肉食，将获益无穷。"刚开始素食时也许会觉得吃得多而饿得快，这是因为植物在胃肠中消化吸收的时间短，只要坚持下去很快就能适应了。古人所讲的"饮食清淡"并非指的完全素食，是指少肉少油少盐少煎炸，因为古人还没有完全认识到肉食的危害，而且古时候的动物都是自然喂养，绝对没有今日这么多的毒素。

我们的身体是一部非常复杂而美妙的生物仪器，因此它们必须依照天然的构造来供给它们应有的食物——天然的水果、谷类、坚果、豆类、蔬菜。把人们的健康归功于有了丰富的肉食，那更是大错特错。人们在吃丰富的肉食时，蔬菜的摄取量也比以前多了，这是不争的事实，蔬菜进食多了，所以人类的健康寿命才增加了，而以肉食为主的人就容易缺乏维生素，造成营养不良而早亡。古时候，北方游牧民族以肉食为主，他们的寿命有现在长吗？

毫无疑问，素食者的身体更轻盈、反应更敏捷、脑力更充沛，更容易入睡。他们所需的睡眠时间更少，他们心情更开朗因而较少得抑郁症，他们不容易缺钙，他们不容易得癌症、高血压、糖尿病和老年痴呆症。最危险的人群是北方上了年纪的妇女，她们常买肥肉做饺子馅。

为什么说素食是真正地保护动物？

人类为了自己的生存，从来就没有真正重视过其他生物的生命，都是在利用其他生物、动物的生命来延续、维持自己的生命。世界各国虽然都在讲保护动物，但动物真正得到保护了吗？真正受到保护的动物又是些什么动物呢？牛耕田犁地，还产牛奶供人吃；马帮助人托运东西，还能载人远行，古人行军打仗离不开马，牛皮马皮还是人类御寒的宝贝；狗通人性，是人类最忠诚的朋友；猫帮人们看家守粮，鸡鸭生蛋供人食用，公鸡还能报晓，这些都是人类真正的朋友，但什么时候得到过人类的保护？

世界上任何一种生物都是有生命的，但人类只重视自己的生命，却让别的生命受到摧残，各种动物都成了人们口中的美味食品。特别是一些经济发达地区，各大中小城市、乡镇农村，有着无数的所谓美食城、美食街，食客们任意残害生灵，国家明令保护的野生动物也变成了盘中美餐。植物的生命最小，牛马羊猪狗都是哺乳动物，而且是大动物，人也是哺乳动物，而且牛马狗猫是人类非常有益的朋友，这些动物最应该受到保护。

植物的生命周期都比较短，如果不食用，也会自然老化、死亡。植物没有语言、没有声音、没有痛觉，跟人类不是同一种属，在生命的形式上离人类最远，而生活上离人类最近，植物被摘取后生命还不会马上结束，有的还能自动延续下去，有的晒干了也没有停止，比如香菇、木耳、干菜，用水浸泡后又会发胀起来，这是任何肉食都达不到的，肉食要保鲜就需要冰冻，浪费电力及设施。动物有动物的食物链，人类为了延续自己的生命，应以世界上最小的代价来换取最大的收获，植物为了人类和其他非肉食动物，默默地奉献着自己的生命，这是宇宙赋予人类最佳的食物链。

牛马在农村还有用，对于现代城市则全无用处了，城市不需要牛马了，需要的是汽车，甚至连牛马肉是怎么来的，牛马有什么用都不知道了，所以牛马成了城里人的盘中餐，城里人吃得心安理得。我们人类的身体受到一点伤害时就感到痛苦不堪，但人类为了满足自身的食欲，杀害动物，对动物们发出的凄厉惨叫却无动于衷！人类为了自身的利益，连同类都可以残害，更何况对这些毫无还手之力的动物了。每当人类逢年过节、欢天喜地之时，便是动物朋友们的遭殃之日，还口口声声说什么爱护动物、保护动物！当你吃肉吃得津津有味时，知道它是怎么被杀死的吗？有谁去考究这道美食是怎么来的吗？动物被宰杀时，有谁知道是多么痛苦、多么凄惨！屠宰场那是具有铁石心肠的人才敢去的地方，如果你去听一听牛马猪羊被宰杀时发出的无助的哀鸣，你还能吃得那么津津有味吗？

为什么说肉食浪费资源？

肉食是最不经济而又低效率的食物，肉食生产浪费大量的人类资源，破坏自然环境，威胁生态平衡。100千克的黄豆喂猪只能产出12千克肉。很多农户为了使猪长得更肥更大，用玉米去喂猪，一年算下来用了多少玉米呢？但只产出多少肉呢？一头猪一天所吃掉的玉米足够六个人吃一天！就是用一般的饲料，一头猪也要吃很多。据调查，我国农村一年直接用粮食做饲料所消耗的粮食就达700亿～1000亿千克，这够多少人吃一年啊！而且每年进口的玉米几乎也用来喂猪了。为了吃肉，人们浪费了近90%的食物，要多出10倍的土地来种植农作物，由此可见，用饲料换取肉食，造成多少浪费！宇宙就是这样惩罚人类，人要吃肉吗？先让猪吃掉本来应该是人吃的大量粮食。人类为了获取更多的耕地来种植作物，又不断地开垦草原和森林，造成全世界森林的不断减少，环境不断地遭到破坏，所以人类如果素食，就不会被肉食的毒素、细菌所威胁，就会少患野蛮病，我们就会更健康，而且还可以拥有更多清澈的河流，更多的森林。

当一大片土地要用来生产粮食，如果我们将它用来种植谷类、黄豆以及其他豆类供人类直接食用，效益将更大。比如，一亩田的作物如果用来养牛，只能生产1磅的蛋白质，但是同样的土地用来种黄豆，将可出产17磅的蛋白质。换言之，如果吃肉，我们就要用比种黄豆多17倍的土地才能得到相同的结果。更何况黄豆还更有营养，脂肪较少，并且不会出现肉类中毒。

　　饲养动物所造成的资源浪费，不仅是土地方面，还包括了水源，饲养动物所用的水是种植蔬菜谷类所用的 8 倍。这就是说当全世界有数百万的人遭遇饥荒，却有少数人在浪费大量的土地、水与谷类换取肉食，而吃下去的肉却又逐渐摧毁着身体。美国人平均每人每年吃的肉用动物其饲养的谷类超过 2 吨，而世界其他地区的人平均只吃 400 磅的谷物。

　　不仅如此，肉食价格昂贵，一磅的肉类蛋白质价格是同等重量植物蛋白质价格的 20 倍。但我们所吃的肉，其中只有 30% 的蛋白质与卡路里被吸收来滋养我们的身体，其余的 70% 都被排泄出去。按中国营养学会推荐的每人每天进食 100 克肉类计算，一个人一年要吃 36 000 克肉，如果吃七十年，那他一生至少要吃掉 70 多头猪，还有 1 000 多只鸡鸭以及成千上万条鱼虾！现在全球有 60 亿人，如果有三分之一的人以素食为主，那么就会少养多少动物？就会少浪费多少粮食？就会节约多少资源？因此提倡素食运动非常有意义。

　　前联合国秘书长华德汉曾说，富裕国家摄取食物的方式，是导致其他地区饥饿的主要原因，联合国曾强烈建议这些国家减少肉食。许多科学家们认为，解决全球粮食危机的主要方法，就是改变肉食的习惯而吃素。如果我们都是素食者，就可以使饥饿从世界上消失。小孩从生下来到长大都能得到好的营养，并且他们可以活得更健康、愉快。动物也无需大量繁殖，而饥饿的人也可以有足够的食物。

　　甘地说："地球能供应每个人的需求，却无法满足每个人的贪心。"许多科学家认为未来食物的需求，必须依靠植物蛋白质才能解决，所以许多西方国家已经投下经费来发展用黄豆、面粉制成味道甘美的植物蛋白食品。这方面中国人早就有了高度发展，中国有几千年吃豆腐以及其他豆类制品的历史，可以获取卓越的蛋白质。

如果我们想要解救自然资源，更重要的是解救全世界人类的宝贵生命，我们势必要采用素食食品。素食的观念应该被越来越多的人所接纳，当人们体会到越多的素食利益时，也就越发能感觉到追求肉食所带来的苦果，更能体会到肉类的生产是世界粮食危机的肇始者。不过，要真正为了环保，为了使世界上的人类都不受饥饿之苦，只靠少部分人的呼吁是没有什么用的。

在现阶段，呼吁吃素对绝大多数人来说是难以接受和实施的，因为整个社会在所有的场合都还是以肉食为美，以吃肉为荣为乐。所以，笔者在此提倡多食素少吃肉，如在外应酬时为不至于场面尴尬而随波逐流吃一些，在自己家中进膳时则尽量吃素，这可能是当今经济社会中最切合实际的方法了。

为什么说芝麻是天然美容食品？

芝麻是我国四大食用油料作物之一，它的种子含油量高达61%。我国自古就有许多用芝麻和芝麻油制作的名特食品和美味佳肴，一般人群均可食用。

芝麻有黑白两种，既可食用又可作为油料，食用以白芝麻为好，补益药用则以黑芝麻为佳。日常生活中，人们吃的多是芝麻制品，如芝麻酱和香油，而吃整粒芝麻的方式则不是很科学，因为芝麻仁外面有一层稍硬的膜，只有把它碾碎，其中的营养素才能被吸收。

芝麻油中含有大量人体必需的脂肪酸，亚油酸的含量高达43.7%，比菜籽油、花生油都高。芝麻含有大量的脂肪和蛋白质，还有膳食纤维、维生素 B_1、维生素 B_2、尼克酸、维生素 E、多种氨基酸、卵磷脂、钙、铁、镁等营养成分，不含胆固醇、维生素 A、维生素 C 和胡罗卜素。芝麻中的亚油酸可去除附在血管壁上的胆固醇。芝麻中含有丰富的天然抗衰老物质维生素 E，能阻止体内产生过氧化脂质，也可防止体内其他成分受到脂质过氧化物的伤害，抵消或中和细胞内有害物质游离基的积聚，维持含不饱和脂肪酸比较集中的细胞膜的完整性和正常功能，有很好的美容健美作用，可使皮肤白皙润泽，并能防止各种皮肤炎症。芝麻还具有养血的功效，可以治疗皮肤干枯、粗糙，令皮肤细腻光滑，红润光泽，延缓衰老，是极佳的天然美容食品。芝麻中所含丰富的卵磷脂，可以防止头发过早变白和脱落，保持发乌秀美。因此，常食芝麻可以美肤、延缓衰老，使人体保持和恢复青春的活力。

在古代，芝麻历来被视为延年益寿的食品。养生学家陶弘景说："八谷之中，唯此为良，仙家作饭饵之，断谷长生。"宋代大诗人苏东坡认为，芝麻能强身体，抗衰老，以九蒸胡麻，同去皮茯苓，少入白蜜为面食，日久气力不衰，百病自去，此乃长生要诀。《神农本草经》谓："伤中虚赢，补五内、益气力、长肌肉、填精益髓。"《抱朴子》谓之耐风湿，补衰老。

中医学认为，芝麻味甘、性平，入肝、肾、肺、脾经，能补肝肾、益精血、顺气和中、健脾开胃、平喘止咳、润肠通乳、明目乌发，可用于肝肾不足所致的头晕眼花、视物不清、腰酸腿软、耳鸣耳聋、发枯发落、头发早白、产后缺乳、血虚津亏、肠燥便秘、肢软乏力，以及高脂血症、高血压病、老年哮喘、肺结核、荨麻疹、习惯性便秘、糖尿病、血小板减少性紫癜、慢性神经炎、末梢神经麻痹等。患有慢性肠炎、便溏腹泻、阳痿、遗精者忌食。

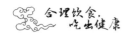

芝麻营养成分列表（每100克中含）

成分名称	含量	成分名称	含量
能量（千卡）	531	蛋白质（克）	19.1
脂肪（克）	46.1	碳水化合物（克）	24
膳食纤维（克）	14	胆固醇（毫克）	0
尼克酸（毫克）	5.9	维生素E（毫克）	50.4
核黄素（毫克）	0.25	硫胺素（微克）	0.66
维生素A（毫克）	0	胡萝卜素（毫克）	0
钙（毫克）	780	磷（毫克）	516
钾（毫克）	358	镁（毫克）	290
铁（毫克）	22.7	锰（毫克）	17.85
钠（毫克）	8.3	锌（毫克）	6.13
硒（微克）	4.7	铜（毫克）	1.77

为什么说香菇是"植物皇后"？

香菇是世界第二大食用菌，它不仅肉质脆嫩，味道鲜美，香气沁人，且营养丰富，位列草菇、平菇、白蘑菇之上，具有高蛋白、低脂肪、多糖、多种氨基酸和多种维生素的营养特点，是四季可食的美味佳肴，享有"植物皇后""素中之肉"之誉，在民间为"山珍"之一，是我国久负盛名的珍贵食用菌，自古以来就被认为是益寿延年的珍品，可治疗多种疾病，现不少国家都把它作为保健食物在药房和超市出售。

中医学认为，香菇性味甘、平、凉，有补肝肾、健脾胃、益气血、益智安神、美容养颜之功效，还可化痰理气，解毒，抗肿瘤，托痘疹。《本草纲目》谓香菇"性平、味干、能益气不饥，治风破血，化痰理气，益味助食，理小便不禁"，《医林篡要》认为香菇

"甘、寒可托痘毒"。随着现代医学和营养学不断深入研究，香菇的药用价值也不断被发掘。

现代研究表明，香菇含有六大酶类的40多种酶，可以纠正人体酶缺乏症；构成蛋白质的20种氨基酸，香菇中就有18种，其中8种属于人体必需氨基酸，可参与人体内的新陈代谢，能防止人体内缺酸引起的多种疾病；香菇多糖能增强细胞免疫能力，对癌细胞的生长有明显的抑制作用；香菇中的脂肪酸，对人体降低血脂有益；香菇富含B族维生素、维生素D原（经日晒后转成维生素D）等多种维生素，以及钙、磷、铁、钾等多种矿物质，可促进人体新陈代谢，提高人体生理功能；香菇多糖可提高腹腔巨噬细胞的吞噬功能，促进T淋巴细胞的产生，对癌细胞有强烈的抑制作用。核糖核酸进入人体后会产生具有抗癌抗病毒作用的干扰素，增强人体免疫功能。大量实践证明，香菇防治癌症的范围广泛，已用于临床治疗。

香菇含有香菇肽生、腺嘌呤和腺嘌呤的微生物、胆碱、酪氨酸、氧化酶以及某些核酸物质，能起到降血压、降胆固醇、降血脂的作用，又可预防动脉硬化、肝硬化、心血管病等疾病。香菇还对糖尿病、肺结核、传染性肝炎、神经炎等起治疗作用。香菇中含不饱和脂肪酸甚高，还含有大量的可转变为维生素D的麦角甾醇和菌甾醇，对于增强抗疾病和预防感冒及治疗有良好效果。香菇灰分中含有大量钾盐及其他矿物质元素，被视为防止酸性食物中毒的理想食品。香菇中的碳水化合物则以半纤维素居多，可用于消化不良、便秘、减肥等。

香菇含有水溶性鲜味物质，可用作食品调味品。香味成分主要是香菇酸分解生成的香菇精，所以香菇是人们重要的食用、药用菌和调味品。香菇含有大量的对人体有益的营养物质，蛋白质的含量远远超过一般植物性食物。干香菇的水浸物中有组氨酸、丙氨酸、苯丙氨酸、亮氨酸、缬氨酸、天门冬氨酸及天门冬素、乙酰胺、胆碱、腺嘌呤等成分，故香菇的浸泡液不应丢弃。

香菇营养成分一览表（每 100 克干香菇中所含）

成分名称	含量	成分名称	含量
能量（千卡）	19	蛋白质（克）	13
脂肪（克）	1.8	碳水化合物（克）	54
粗纤维（克）	7.8	叶酸（微克）	41.3
烟酸（毫克）	2	维生素 E（毫克）	0.66
胡萝卜素（毫克）	20	胆固醇（克）	0
维生素 C（毫克）	5	尼克酸（毫克）	18.5
维生素 B_1（毫克）	0.07	维生素 B_2（毫克）	1.13
维生素 D 原（微克）	17	维生素 B_6（克）	0.45
钙（毫克）	124	磷（毫克）	415
钾（毫克）	20	镁（毫克）	11
铁（毫克）	25.3	锰（毫克）	0.25
钠（毫克）	1.4	锌（毫克）	0.66
硒（微克）	2.58	铜（毫克）	0.12

核桃有什么保健作用？

据测定，每千克核桃仁相当于 5 千克鸡蛋或 9 千克鲜牛奶的营养价值。每 100 克核桃仁可产生 670 千卡热量，是同等重量粮食所产生热量的 1 倍。

据《本草纲目》记载，核桃味甘性平，能补气益血，润燥化痰，温补肾肺，定喘。经常吃核桃能滋养血脉、增进食欲、乌黑须发，而且还能医治性功能减退、神经衰弱、记忆衰退等疾患。核桃食品对各种年龄段的人都有滋补养生的功能：孕妇多吃有利胎儿的骨骼发育；儿童常吃有利于生长发育、增强记忆、保护视力；青年人常吃可使身体健美、肌肤光润；中老年人常吃可保心养肺、益智延寿。

健脑防病 核桃中含有的亚油酸、亚麻酸及多种微量元素，都是大脑组织细胞结构脂肪的良好来源。充足的亚油酸和亚麻酸能排除血管壁内新陈代谢产生的杂质，使血液净化，为大脑提供新鲜血液，从而提高大脑的生理功能。人们若能经常摄入核桃食品，便可起到降低血液中胆固醇的作用。同时，核桃还富含钙、磷、铁、钾、镁、锌、锰等矿物质及多种维生素，常食不仅有健脑的作用，同时还有预防高血压、心脑血管等疾病的功效。素食者常吃核桃，可以补充脂肪。

益寿美容 唐代名医孟洗称核桃可"通经脉，润血脉，常服皮肤细腻光滑"。这是因为核桃中富含的各种特殊营养成分，易被人体消化吸收，可增强细胞活力、加强机体抗病能力及延年益寿。常服之可补肾填精、固齿护发，肾虚、性功能不强及夜尿者，常服之可有明显的效果。同时，核桃中富含的维生素 E，常食可以提高人体皮肤的生理活性，有助于美容。

哪些食物对防治癌症有帮助？

前面说到癌症与饮食（特别是食用肉类、油脂）有重要关系，而许多食物对癌细胞有杀灭或抑制作用，经常食用这些食物，对防治癌症有帮助。

茄子 茄子具有抗癌功能，曾有试验从茄子中提取一种无毒物质，用于治疗胃癌、子宫颈癌等收到良好效果。另外，茄子中含有龙葵碱、葫芦素、水苏碱、胆碱、紫苏甙、茄色甙等多种生物碱物质，其中龙葵碱、葫芦素被证实具有抗癌能力，茄花、茄蒂、茄根、茄汁皆为良药，古代就有用茄根治疗肿瘤的记载。茄子含有丰富的营养成分，与西红柿相比，除维生素 A、C 偏低外，其他维生素和矿物质几乎差不多，而蛋白质和钙甚至高 3 倍，特别是紫茄中含有较多的维生素 P，能增强细胞黏着性，提高微血管弹性。

苦瓜 果实中食用部分每百克含有蛋白质 0.9 克、脂肪 0.2 克、糖类 3.2 克、纤维素 1.1 克、胡萝卜素 0.08 毫克、维生素 B_1 0.07 毫克、维生素 B_2 0.04 毫克、维生素 C 84 毫克，是瓜类蔬菜中含维生素 C 最高的一种，在蔬菜中仅次于辣椒。中医理论认为苦瓜有助消化、清凉解毒、明目利尿等疗效，明代医学家李时珍称其为"一等瓜"。现代医学研究表明，苦瓜具有很好的保健及抗癌作用，其抗癌功效来自于一种类奎宁蛋白，它是一种能激活免疫细胞的活性蛋白，通过免疫细胞将癌细胞或其他不正常的细胞杀掉。苦瓜种子中含有一种蛋白酶抑制剂，能抑制肿瘤细胞分泌蛋白酶，从而抑制癌细胞的侵袭和转移，因此苦瓜是不可多得的抗癌瓜。

海带 可预防乳腺癌和甲状腺肿瘤。海带富含碘，能防治缺碘引起的甲状腺瘤。海带还有很多作用：它含的海藻酸钠与具致癌作用的锶、镉有很强的结合能力，并将它们排出体外；海带可选择性杀灭或抑制肠道内能够产生致癌物的细菌，所含的纤维还能促进胆汁酸和胆固醇的排出；海带提取物对各种癌细胞有直接抑制作用。

地瓜 地瓜别名甘薯、红薯、白薯，被认为是祛病延年、减肥保健的绝佳食品，但随着经济条件的好转，食物种类的增多，我国城镇居民已经极少食用地瓜。地瓜有强大的防癌功能，能预防肠癌和乳腺癌的发生。

南瓜 它既可为粮，又可为菜，故在某些国家被誉为"神瓜"。

美国人在感恩节都要吃南瓜，以表示对南瓜的谢意。我国以前的"瓜菜代"年代其中很大一部分就是南瓜和地瓜，但现在温饱问题已解决，已经很少食用，新鲜的嫩南瓜现在还用来做菜，而老南瓜在农村大多用来喂猪了。南瓜可预防肥胖、糖尿病、高血压和高胆固醇血症，对癌症预防有很好的效果。南瓜中维生素 A 的含量很高，另外含有丰富的维生素 C、钙质和纤维素，还含有抑制致癌物色氨酸 –P 的不明成分。

麦麸　别名麸子，是小麦磨粉时脱下的种皮，用作饲料，不食用。现在麦麸日益受到人们的重视，为了健康，西方不少机构号召人们吃全谷食物、全麦食物。全麦食物即把小麦全粒磨成面粉后再分出麦麸，用这种粉制成食品。麦麸含有小麦的主要营养成分，如 B 族维生素、硒、镁等矿物质及纤维素等，它能润肠通便，预防并治疗结肠直肠癌、糖尿病、高脂血症、便秘、痔疮等。因此，不少专家认为，麦麸是最好的防癌食物纤维。

萝卜　别名莱菔，有红白青等多种品种，皆为抗癌能手。荷兰人定胡萝卜为"国菜"，日本、美国认为它是根茎类蔬菜中的"健康保护神"。白萝卜能下气消食，除痰润肺，解毒生津，和中止咳，利大小便；红萝卜具有清热解毒、利湿散瘀、健胃消食、化痰止咳、顺气通便、生津止渴、补中安五脏等功能。萝卜中含有多种酶，能消除亚硝胺的致癌作用，其中的木质素能刺激肌体免疫力，提高巨噬细胞的活性，增强其吞噬杀灭癌细胞的能力。萝卜的辣味来自芥子油，它可刺激肠蠕动，促进致癌物的排除。萝卜中还含有许多抑制致突变活性的不明成分。萝卜中维生素 C 的含量比苹果、梨高出 8 ～ 10 倍，而胡萝卜因含丰富的胡萝卜素，也具有极好的防癌作用。

猕猴桃　其味甘酸可口，果实富含糖、蛋白质、类脂、维生素、有机酸及多种矿物质。维生素 C 含量居水果之首，每 100 克果子含有 200 毫克维生素 C，几乎是柑橘的 100 倍，西红柿的 30 倍，是名副其实的"天然维生素 C 片"，另外还含有丰富的具有保护血管功能的维生素 P，其营养价值甚高。

哪些食物对控制血脂有益？

香菇　香菇含有 18 种氨基酸（其中 8 种是人体必需的氨基酸）、多种不饱和脂肪酸、多种维生素及降血脂物质等。香菇有消食、去脂、抗癌、降血压等功效。香菇所含纤维素能促进胃肠蠕动，防止便秘，减少肠道对胆固醇的吸收。香菇还含有香菇嘌呤等核酸物质，能促进胆固醇分解。常食香菇能降低总胆固醇及甘油三酯，对高脂血症和动脉硬化有明显的治疗作用。

黑木耳　含有丰富的钙、磷、铁，有补肾活血之功。现代研究表明，黑木耳具有明显降低血液黏稠度、降血脂的作用，在西方国家备受推崇。

海带　海带能防止血液酸化，提高人体内生物活性物质的功能，促进葡萄糖和脂肪酸在肝脏、脂肪、肌肉组织的代谢和利用，从而降血糖、降血脂、防治高血压等。此外，海带中含有大量的甘露醇，有利尿消肿的作用，可防治肾功能衰竭、老年性水肿、药物中毒、动脉硬化、高血压、慢性气管炎、慢性肝炎、贫血、水肿等疾病，都有较好的效果。海带中的优质蛋白质和不饱和脂肪酸，对心脏病、糖尿病、高血压有一定的防治作用。

黄瓜　具有清热、解渴、利尿等作用。它含有大量纤维素，能促进肠道排出食物废渣，减少胆固醇的吸收，可抑制体内糖类转变成脂肪，有减肥和调整脂质代谢的功效。黄瓜还含有丰富的钾，能加速血液的新陈代谢，排出体内多余的盐分，患有高血脂且体重超重的人多吃黄瓜，能降血脂、降血压，利于减肥。

番薯 含有大量胶原和黏多糖物质，能保持血管弹性，维护关节润滑，防止肝肾结缔组织萎缩。所含大量钾和胡萝卜素，有益于心脏和血压，预防心脑血管硬化。适量食用番薯能预防心血管系统的脂质沉积，预防动脉粥样硬化，使皮下脂肪减少，避免出现肥胖，但过多摄入番薯可使进食的总热量增加，反而不利于降低血脂。

茄子 含有多种维生素，其中维生素 P 能增强细胞黏着性，改善微血管弹性，防止微血管出血。茄子能有效降低体内胆固醇的含量，防止高脂血症引起的血管损害，可辅助治疗高血压、高脂血症、动脉硬化等病症。

绿豆女 具有降低血脂、保护心脏、防治冠心病的作用。绿豆粉做成的食品，能有效降低血清胆固醇、甘油三酯和低密度脂蛋白，明显减轻冠状动脉粥样硬化病变。高脂血症患者每日适量食用绿豆有明显降胆固醇的作用。绿豆无副作用，可补充蛋白质，减少饥饿感。

花生 花生含有大量植物蛋白，所含脂肪为不饱和脂肪酸和甾醇。花生降低血液中胆固醇的有效率达 12% ～ 15%，因为花生在小肠内经消化后与胆汁接触，能吸收胆汁内的胆固醇，而降低胆固醇的含量。花生还含有丰富的维生素 E，可使血液中血小板沉积在血管壁的数量降低，加强毛细血管的收缩机能，改善凝血因子缺陷，使血管保持柔软通畅，对防治冠心病有积极作用。还含有卵磷脂，可益智健脑，延缓衰老。

山楂 山楂含有三萜类、生物类黄酮和丰富的维生素 C 成分，具有扩张血管壁、降低胆固醇和甘油三酯以及降低血压等作用。另外，还含有山楂酸、柠檬酸、脂肪分解酸、维生素C、黄酮、碳水化合物等成分，具有扩张血管、改善微循环、降低血压、促进胆固醇排泄而降低血脂的作用。山楂含钙量高，对中老年人补钙有益，但有的老年人食用山楂后会引起反酸等胃部不适，故不宜空腹食用，亦不宜过多食用，最好在饭后食用。

苹果 苹果中含有类黄酮。类黄酮是一种天然抗氧化剂，通过抑制低密度脂蛋白氧化而发挥抗动脉粥样硬化的作用。此外，苹果中的果胶也可以降低胆固醇水平，因此有利于预防动脉粥样硬化。

玉米 玉米胚中含植物脂肪52%，玉米油是从玉米胚芽中提炼出来的一种优质油，不含胆固醇，消化率高，稳定性好，有预防和治疗心血管病的作用。玉米油还含有极丰富的不饱和脂肪酸，可促进类固醇和胆酸的排泄，阻止胆固醇的合成和吸收，使胆固醇不易在动脉壁沉积，防止动脉硬化。此外，玉米油含谷胱甘肽，有很好的抗癌作用，并含有极丰富的硒、维生素A、维生素E、卵磷脂、亚油酸、谷物醇及谷氨酸，这些物质能有效地降低血脂水平，防治高血压和动脉硬化，促进生长发育，调节人体免疫。

大蒜 大蒜中的蒜辣素等成分能降低胆固醇和甘油三酯在血液中的浓度，并能减少肝脏合成胆固醇，对有益的高密度脂蛋白有增加作用，使人们患冠心病的危险大为减少。大蒜的提取物能减慢心率，增强心脏的收缩力，扩张末梢血管，起到防治高血压和预防脑中风的作用。大蒜还含有丰富的微量元素硒，有益于防止心血管疾病。

洋葱 洋葱含有前列腺素A、生理活性物质二烯丙基二硫化物及硫氨基酸等成分，几乎不含脂肪，是天然的血液稀释剂。前列腺素A是较强的血管扩张剂，能激活血溶纤维蛋白活性成分，可以降低人体外周血管和心脏冠状动脉的阻力，对抗体内儿茶酚胺等升高血压的物质，并能促进引起血压升高的钠盐等物质的排泄，具有降低血压和预防血栓形成的作用。二烯丙基二硫化物及硫氨基酸有预防血管硬化及降低血脂的功能。常吃洋葱可以防止血脂代谢紊乱，长期稳定血压和脂蛋白水平，防止血管硬化。

总之，能抗癌和降低血脂的食物，一定是高能量、低热量的食物，长期坚持以素为主的饮食，血脂是不会高的。

白菜萝卜真能保平安吗？

民间有句俗语"白菜萝卜保平安"，这是有依据的。

白菜和萝卜的营养价值和药用价值都很高，白菜味道鲜美，营养丰富，素有"菜中之王"的美称。《名医别录》里记载："白菜能通利胃肠，除胸中烦，解酒毒。"清代《本草纲目拾遗》中说："白菜汁，甘温无毒，利肠胃，除胸烦，解酒渴，利大小便，和中止嗽。"

现代医学发现，白菜中有一些微量元素，它们能帮助分解同乳腺癌相联系的雌激素，多吃白菜能防乳腺癌。美国纽约激素研究所的科学家发现，中国和日本妇女乳腺癌的发病率比西方妇女低很多，可能与她们常吃白菜有关系。

我国是萝卜的故乡，栽培食用历史悠久。它既可用于制作菜肴，又可当作水果生吃，味道鲜美，还可用作泡菜、酱菜腌制等。萝卜含有丰富的碳水化合物和多种维生素，其中维生素 C 的含量比梨高 8 ～ 10 倍。萝卜不含草酸，不与食物中的钙结合，有利于钙的吸收。

中医认为萝卜有消食、化痰定喘、清热顺气、消肿散瘀之功效。元代曾有诗人赞美萝卜："熟食甘似芋，生吃脆如梨。老病消凝滞，奇功真品题。"明代著名医学家李时珍对萝卜也极力推崇，他在《本草纲目》中提到：萝卜能"大下气、消谷和中、去邪热气"。近来有研究表明，萝卜所含的纤维木质素有较强的抗癌作用，生吃效果更好。萝卜中的芥子油和膳食纤维可促进胃肠蠕动，有助于体内废物的排出。常吃萝卜可降低血脂、软化血管、稳定血压、预防冠心病、动脉硬化、胆石症等疾病。

在我们的日常生活中，有不少以萝卜为主料或是辅料的"萝卜药膳"，都有一定的养生保健作用。人们在吃萝卜时习惯把萝卜皮削掉，殊不知萝卜中所含的钙有98%在萝卜皮内，所以萝卜最好带皮吃。由于萝卜味辛甘，性寒，所以脾胃虚寒，进食不化，或体质虚弱者宜少食。

萝卜和白菜同属十字花科植物，含有一种"有机硫化合物"的物质。研究证明有机硫化合物具有多种功能，其中最为突出的是具有预防癌症或抑制肿瘤及抗炎、抗氧化作用。萝卜和白菜中的膳食纤维含量都很高，经常进食萝卜白菜，对于现代人预防动物性食物过量而导致的营养性疾病有非常现实的意义。

萝卜和白菜中锌的含量也比较高，是蔬菜当中锌含量较高的品种。锌被认为是最有价值的元素，是人体内200多种酶和活性蛋白质的激活因素或辅助因子，在人体内的主要存在方式是作为酶的成分之一。锌对人体的生长发育、免疫功能、物质代谢和生殖功能等均有重要作用，缺锌会导致食欲不佳。而白菜、萝卜有促进食欲的作用，其促进因素一方面来自于所含的有机硫化合物，同时与这两种蔬菜锌含量较高也有关系。我国居民中缺乏锌的人不少，这些人的日常饮食可以增加些萝卜和白菜。

萝卜和白菜都是植物性食物，"白菜萝卜保平安"这句话绝大多数人都只是从文字上去理解，其实真正含义是泛指素食，而不只是指白菜和萝卜而已，与此相对应的还有另一句话，叫"肉生火鱼生痰"，其真正含义也是泛指动物性食品，而不是仅指肉和鱼。

为什么素食得以时兴？

全社会应循序渐进、因势利导地大力推广和支持素食，但目前实行起来非常困难，举国上下无论在哪个餐馆，吃肉食很容易，要素菜却没那么方便，所以如果严格食素，在实际生活中会遇到诸多不便，连普通的应酬都会感到尴尬。

值得欣慰的是，越来越多的科学家、营养学家、善于养生的人士已经认识到了肉食的危害，越来越多的人钟爱素食，纷纷加入素食行列。在有心人士的推广和高手的精心雕琢下，如今素食无论在菜色、烹饪方式、餐厅经营上都很出色，素食运动正在世界各地兴起。悄然传播的素食文化，使素食越来越成为流行饮食，素食餐厅的纷纷成立，让吃素越来越方便、愉快，且赋予素食更深刻的社会内涵，例如爱护动物、食品安全、生态环保等，经过时代的演练和推进，素食如今成为时下的流行饮食。

素食发展到今天，其种类、形式、调味等已有很大变化。蔬菜、豆制品、水果、菌类等多种多样，使素食品市场更加丰富多彩，烹饪之法也数之不尽，如炸、蒸、煎、炒等，其味道更可媲美以肉类制作的菜肴。如以"质"方面入手，亦有老、嫩、软、硬、脆、糯等相异。一些公司一些餐馆为了满足人们的胃口，还是把素食做成肉食的外形、肉食的味道，可见人们对肉食是何等地向往。

经济发展后，吃饱吃好吃得健康，已经成为人们共同的愿望。

由于营养过剩，中国已经步入全球"肥胖"的行列，营养不均衡引起的"三高一低"的发病期大大提前。中国部分消费者近几年来逐渐意识到健康和营养的重要性。现在，休闲式现代素餐馆所吸引的消费者中，年轻的白领、商务人士、高文化人占就餐人群的 80% 以上。素食就是因为倡导健康和绿色尤为吸引年轻消费者，年轻人易接受新鲜事物，理念更新也快，尤其是"海归派"，他们深受国外素食热的影响，崇尚健康的素食消费，因而非常乐意光顾素餐馆。由于新兴素食馆消费水平大多处于中高档层次，一定程度上也分流了部分中老年素食爱好者。素食对于现代人，最切合实际的莫过于它在健康、美容方面的积极影响，此外素食对于人的心性回归也具有潜移默化的作用。

同是华人却对素食的态度各不相同：整个台湾约有 3000 家严格拒绝销售荤食的素食餐馆，香港也有数百家素食饭店，而中国大陆严格拒卖荤食的餐店少之又少。在中国大陆，如果你跟一个人说你是素食者，就显得异类，而在香港、台湾，在西方任何一个国家，如果你说你是素食者，大家毫不在意，或是送来欣慰的一瞥，因为你遇到了知己。

现代人对健康的认识有了提高，素食已经成为一种全新的环保、健康的生活方式，素食表现出了回归自然、回归健康和保护地球生态环境的返璞归真的文化理念。新素食的出现，对推崇健康、自然的饮馔之风大有帮助。

青少年和老年人能长期吃素吗？

吃素的好处无穷尽，但一些营养专家对此也有不同的看法，为了满足不同层次的需要，对一些不同见解录之于后供大家参考。

青少年正处于长知识、长身体的关键时期，青少年身体长高每年少则 6 ~ 8 厘米，多则高达 10 ~ 13 厘米；体重增加每年少则 5 ~ 6 千克，多则 8 ~ 10 千克。长身体需要大量的蛋白质、脂肪、糖、维生素、矿物质等营养物质。

动物性食物含有一些人体生长所必需的营养物质。就蛋白质而言，动物性食物其氨基酸的比例与人体很接近，可称为优质蛋白质，它不仅含量丰富，而且容易吸收、利用，这是任何植物性食物所不能比拟的。虽然糖、脂肪和蛋白质三大营养素，可以在体内互相转换，但程度上却有很大不同，尤其是人体 8 种必需氨基酸，在体内是无法转变的，必须由食物提供。蛋白质中的必需氨基酸——赖氨酸是参与人体新陈代谢的重要营养物质，它的摄入多少对青少年的生长发育有很大影响，而这些蛋白质、赖氨酸、脂肪、脂溶性维生素、钙、磷、铁以及微量元素，大多存在于鸡鸭肉、瘦猪肉、猪内脏、蛋、鱼和牛奶等动物性食品中，因此有利于青少年的生长发育。单纯素食无法摄取儿童成长发育所需的优质蛋白质，将使儿童成为发育迟缓、个子矮小、体质羸弱、智力低下的人。现代社会处在生长发育中的青少年不宜全素食，有条件者须荤素搭配合理，营养成分齐全，才能保障和促进健康成长。孕妇单纯素食危害更大，胎儿因此受到发育生长的严重障碍。不过，按照这种观点，旧社会的农村一年只吃几次肉甚至没有肉吃，那时的青少年是否没长大成人？

人体衰老、头发变白、牙齿脱落、骨质疏松及心血管疾病的发生，都与锰元素的摄入不足有关。长期、单纯素食无法满足机体生命活动所必需的氨基酸，可导致酶系统破坏，引起营养代谢障碍，加速组织器官退行性变化。缺锰不但影响骨骼发育，而且会引起周身骨痛、乏力、驼背、骨折等疾病。缺锰还会出现思维迟钝、感觉不灵。植物性食物中所含的锰元素，人体很难吸收，而肉类食物中虽然含锰元素较少，但容易被人体利用，吃肉是摄取锰元素的重要途径。

但这种观点并不一定就是最终定论，因为前面说过，伊库德山区的村民都是纯粹的素食者，他们怎么会长寿呢？更何况随着科学的不断发展，已经有了各种营养补充食品，这些营养补充食品既可补充优质蛋白质，又可补充维生素、矿物质，所以不管是谁，不想吃素就会找出种种理由，只要想吃素都可以吃素，再加上服用优质的营养补充食品，就不用担心营养不全了。

素食者应特别注意补充哪些营养素？

蛋白质 黄豆制品是国人素食最重要的蛋白质来源之一，通常黄豆所含甲硫胺酸稍为不足，但如果吃足够的黄豆食品，则蛋白质总量多，甲硫胺酸的摄取量也会超过个体的需要量。另一方面，黄豆蛋白质含有大量的离胺酸，也可补充一般谷类（大米、面粉、玉米）蛋白质中所缺乏的离胺酸。大米、麦、面粉、玉米等缺少离胺酸，豆类食品则主要缺少甲硫胺酸，如果两者一起食用就可互补所缺少的氨基酸而提高其营养价值。

维生素 B_{12} 维生素 B_{12} 主要从肉类、鸡蛋或牛奶中获取，如果长期吃素，吃鸡蛋和饮奶少，平时也不吃维生素丸，体内就容易缺乏维生素 B_{12}，造成红血球及血红素低下，出现贫血、疲劳、烦躁、食欲不振和记忆力衰退，还会造成动脉血管内壁增厚，导致血管硬化。对于一个实行奶素的人而言，是不会缺乏维生素 B_{12} 的，因为它在牛奶中含量足够。植物性食品中的维生素 B_{12}，主要存在于海草类如紫菜、昆布等食物中。倘若饮食中没有维生素 B_{12}，靠肝肠循环可以维持 20 年不患维生素 B_{12} 缺乏症。但若吸收不良，3 ～ 6 年就会出现症状。所以全素时间越长，越有罹患维生素 B_{12} 不足之虑，应补充维生素 B_{12}。

食品来源：乳制品、添加维生素 B_{12} 的营养强化食品、天然 B 族维生素片、酵母菌。

维生素 D 晒太阳是获得维生素 D 最有效的方法，帮助钙质吸收，有助于骨骼牙齿的生长发育。要预防骨质疏松症，就应尽可能多晒太阳以获得足量的维生素 D，或自富化豆奶中摄取钙。

食品来源：乳酪、添加维生素 D 的营养强化食品。

钙 强化骨骼牙齿、帮助肌肉收缩、参与凝血反应。

食品来源：豆浆、豆腐、深绿色叶菜等。

铁 食物中所含的铁质可分为两种，一为血基质铁，吸收率为 23% ～ 25%，二为非血基质铁，吸收率为 3% ～ 8%。动物性食物里的铁，约 40% 是血基质铁，剩余的 60% 以及植物性食物所含的铁是非血基质铁，故植物来源铁比动物来源铁的生物可利用率低。维生素 C 有利于铁质的吸收，但植物性食物中所含的草酸、植物酸、磷酸会与铁结合，使其不易溶解，不利吸收。对于素食的孕、乳妇及其哺乳的小孩而言，则需更加注意食物摄取是否得当，注意补充铁剂，以免引起缺铁及缺铁性贫血，可多摄取高铁质的水果，如番茄、猕猴桃、葡萄等。

食品来源：果实核仁类、豆腐、南瓜子。营养补充食品：含铁质的食品或口服液。

锌 帮助人体肌肉的生长发育、新陈代谢正常化。

食品来源：杏仁果、豆浆、豆腐、未精制的五谷杂粮类。

素食食品中含较多量的草酸、植物酸，易与锌、镁、铁等结合排出体外，造成缺乏，故应多注意食用以添加这些矿物质的食品或补充剂。

长期素食者应如何保持营养均衡？

素食虽好，但如食用不当，也会造成一些营养素缺乏，加上膳食纤维及植物酸对营养素吸收的干扰，很容易造成微量营养素如钙、铁、锌、硒及维生素 A、维生素 D、维生素 B_{12} 等的缺乏。另外，患有肝、肾疾病的人也不适合长期食素，尤其是尿毒症患者，素食会导致钾的摄入过多，而优质蛋白质的摄入堪忧。肉类含有人体所必需的氨基酸，而且很多偏偏还来自肥肉，这些氨基酸对保证人体免疫力以及保障内分泌代谢正常都起着很重要的作用，如长期缺乏，可能引起营养不良、结石、缺钙、贫血等一系列反应，甚至会产生不可逆的伤害，还可能影响女性的月经、生育能力等。所以，素食者应注意以下几个方面，保证身体营养的均衡，才能达到健康的目的。

食物种类多样化　种类越多营养越趋完整，如糙米、胚芽米、麸皮、谷类、豆类、全麦面包等未精加工的五谷杂粮，这些天然食品是吃素最好的来源。谷类与豆类同食可以加强其氨基酸的互补作用，营养师大力推荐黄豆与糙米约 1∶3 的黄豆糙米饭，其蛋白质与糖类的比例正好合适。煮之前黄豆需先泡 2～3 小时，糙米泡 1 小时（夏天要放进冰箱泡，以免发酸）。

蔬菜多样新鲜化　蔬菜最好能有多种变化，平时不要只偏好某种菜，肉类所含铁质可通过多种蔬菜来补充。多选择根茎类、菌藻类、深绿色蔬菜、维生素 C 含量丰富的水果（如柑橘类、芭乐等）

等各种食物，以利铁质的吸收。通过多吃胡萝卜、南瓜等增加 β - 胡萝卜素的摄入，以避免维生素 A 的缺乏，同时要注意以新鲜的食物为主，少吃腌菜、泡菜。

食谱经常变换 不论是主食（米饭面包、五谷杂粮、豆类）还是蔬菜、水果、奶蛋类、油脂类，所含的营养都有差异，而且彼此不能互相取代，因此餐桌上应该经常变化菜色，应多食全麦面包、胚芽面包，经常更换米饭种类，或在白米饭内加玉米、小米、高粱、糙米、小麦、燕麦等粗粮或杂粮，都是达到均衡营养的好方法。

食用坚果干果 多摄取有核果类，以增加脂肪酸及某些微量元素的摄入。搭配核果类及种子类于饮食中，其丰富油脂可补充人体所需热量，如核桃、葵花籽、开心果、花生、腰果、杏仁、红枣等，但因核果类属油脂类且热量较高，食用时需特别注意控制分量。

注意烹调方式和搭配 煮菜时不要使用太复杂的烹调程序，同时要少油，坚持清淡、少油、少盐、少糖的基本饮食原则。

少吃加工程序多的食品 多选用原始粗糙的原料，传统豆腐就比盒装豆腐好，芝麻也比芝麻糊含糖低营养高。加工程序过多的食品不但营养素少了，其内含的化学物质及色素也会对人体造成影响。

多吃豆类等 新鲜的黄豆、毛豆、绿豆或豆腐、豆干等豆类加工品含有丰富的植物蛋白质，可补充因未摄食肉类而缺乏的部分蛋白质，且多吃豆类无高胆固醇之忧。豆浆豆腐则是加工食品中最受肯定的素食营养品。

吃综合维生素丸 吃素者易缺乏维生素 B_{12}，可多吃综合维生素丸或者天然 B 族维生素片予以改善。儿童及青少年注意补充钙质、铁质、维生素 B_2、维生素 B_{12} 和维生素 D。如酵母、芝麻、海藻、紫菜、绿色蔬菜、豆类等是富含钙质、铁质、维生素 B_2 的素食食物，应多选用。孕乳妇注意补充铁剂，吃含钙丰富的食物，多晒阳光，以及补充维生素 B_{12}。长期素食者最好服用一些维生素及微量元素补充剂，必要时补充钙剂和蛋白质。每天补充一粒综合维生素，或者服用多种营养片、天然 B 族维生素片、钙镁片，就可以避免微量元素的不足。

消化性溃疡活动期、胃肠道炎性疾病、肝硬化、食道胃底静脉曲张、各种原因的肾功能衰竭、部分肾结石、严重贫血等患者不宜绝对素食。

人类想吃或不想吃某种食物，都可以找出很多理由。要知道肉食也不能提供所有的营养，所以这些不只是素食者需要注意的，也是所有饮食者需要注意的。

第五章 水果与健康

　　水果，是人类最初生活时的第一大类食品。

　　我国是水果生产大国，南有荔枝、柑橘，北有苹果、梨子。随着我国种植业和物流业的迅速发展，市场上一年四季都是佳果飘香，水果已成为人们尤其是城镇居民日常生活中不可缺少的食品。

　　水果中富含的营养成分可以给人体提供健康所需的很多营养物质。水果中含有许多抗氧化成分，可延缓细胞的衰老过程，大量的维生素可维持细胞的正常分化。要进行膳食成分的科学调整，就应该增加水果的进食量。大量科学研究表明，经常进食水果可明显降低肿瘤等慢性疾病的发病率。

常见水果有哪些特性？

苹果　中国是苹果之乡，苹果在健康水果中排名第一。其味甘性平，芳香脆甜，所含的主要成分是糖类。苹果营养丰富，含有纤维素、维生素 C 和维生素 B，能健身、防病、疗疾，具有补心润肺、生津解毒、益气和胃、止泻、通便、助消化、醒酒平肝等作用，饭后吃可助消化，便秘时可空腹吃熟苹果。苹果可补充人体足够的纤维素，降低心脏病发病率，还可以减肥。苹果中的果酸可以防治皮肤干燥、痤疮和老年斑，常食可使肌肤白嫩。孕妇妊娠反应期间，吃苹果能补充维生素 C。冠心病、心肌梗死、肾炎及糖尿病患者均不能多食，摄入过多会有损心、肾健康。糖尿病患者宜吃酸苹果，防治心血管病和肥胖症则应选择甜苹果；睡前吃鲜苹果可消除口腔内细菌，改善肾脏功能；苹果榨成汁后饮用方便，吸收更好，早晚可饮，但应连果渣一起服用。苹果泥加温后食用，是儿童与老年人消化不良的好药方。

梨　是中国人最喜爱的水果之一，具有生津、润燥、清热、止咳、化痰等作用。它还有降低血压、清热镇痛功效。高血压、心脏病患者如有头晕目眩、心悸耳鸣，吃梨大有益处。梨还是肝炎、肝硬化患者的食疗佳品。但其性寒，食梨过多会伤脾胃、助阴湿，使胃肠功能失调，引起腹泻等病，因而脾胃虚寒、脾虚泄泻者应忌食。

香蕉　香蕉性偏寒，钾、钠元素的含量很高，钾对人的心脏和肌肉功能很有好处。香蕉在胃肠中消化得很慢，体弱胃虚的人不适宜吃。香蕉具有一定的防癌功能，而且越成熟其抗癌效能就越高；患有慢性肾炎、水肿症的人应慎吃。由于香蕉含糖量大，糖尿病人应少吃。香蕉含纤维素较多，便秘者服之有通便的作用。

西瓜 西瓜含水量多，性偏寒凉，含糖、蛋白质和微量的盐，能降低血脂软化血管。所含的蛋白酶，能把不溶性的蛋白质转化为可溶性的蛋白质，从而增加肾炎病人的营养。西瓜中含有的氨基酸、瓜氨酸能够使人体产生氮氧化物，而这种氮氧化物对男性的性能力是一种非常重要的物质。西瓜是在肠内消化的，因此当西瓜与那些需要用唾液和胃进行消化的食品一起食用时，西瓜就会在胃中很快被分解，然后开始发酵并形成气体，使人感到胃胀不舒服。所以，西瓜应当与其他食品分开吃、空腹吃，或者食用其他食品两个小时后再吃。

葡萄 味甘酸，性平，生食有补气益血、助消化、滋肝肾、强筋骨、健脾胃、通经络、利小便作用，使人精力充沛，对治疗高血压有益。凡久病肝肾阴虚、心悸盗汗、干咳痨嗽、腰腿酸痛、筋骨无力者，皆可做补养食品，久食能健身延年。葡萄还有一定的抑制病菌作用，对防治咽喉炎、扁桃体炎、病毒性感冒有一定效果。因葡萄含较多柠檬酸、苹果酸等，如果一次吃太多，会伤脾生内热，脾胃虚寒及糖尿病患者应少食或不食。葡萄皮的内膜上有丰富的营养，但是皮和核还是不吃为妙，它们很难消化，也容易胀气。葡萄最好在摘下两天之后再食用，因为刚摘下的葡萄会在小肠中产生大量气体。

柑橘 味甘酸，性凉，有理气润肺、醒酒止痢、健脾开胃、温肺止咳的功效。胃、肠、肾、肺功能虚寒的老人不可多吃，以免诱发腹痛、腰膝酸软等症状。橘皮可以化湿去痰、解毒止咳、治疗腰痛乳痈等症。但多吃容易上火，导致机体功能紊乱，出现口腔溃疡、舌炎、咽炎、目赤肿毒、牙痛及痔疮等。柑橘富含胡萝卜素，如果吃得过多会引起胡萝卜素血症（俗称橘黄症），出现呕吐、食欲不振、乏力等症状。

石榴 味甘酸涩，性温，润燥兼收敛，果肉晶莹艳丽，甘酸生津，生食能生津液、止烦渴，还能涩肠止泻、固肾收敛，对津液不足、咽干口燥、烦渴者，可谓食疗佳品。石榴还对咳喘、醉酒、高血压、动脉硬化、肝病等有较好疗效，但吃多容易伤齿、生痰。

菠萝 味甘酸、性平，对肾炎水肿、高血压、支气管炎有疗效。但有些人吃菠萝后会引起过敏，俗称"菠萝病"或"菠萝中毒"，在食用 15 分钟至 1 小时即出现腹痛、恶心、呕吐、腹泻，同时出现过敏症状，头疼、头昏、皮肤潮红、全身发紫、四肢及口舌发麻，严重的会突然晕倒，甚至会出现休克等症状。

柚子 味甘酸、性寒，含类胰岛素、维生素、尼克酸、糖类、钙、铁、磷、脂类等，可下气、消炎。其果汁能生津止渴，和胃化滞，助消化、解酒毒，有独特的降血糖功效，还可以美容长发。孕妇食少口淡者，食之可开胃。

柿子 柿蒂煎服可治呃逆，青柿汁可治高血压，生食柿子有止咳化痰、健脾润肺、止血解毒等作用。但柿肉含有大量的单宁、柿胶酚，具有收敛性，多食会口涩、大便干燥，故便秘者不宜多吃。它还含有鞣质，如空腹食用或溃疡患者食用过多，会出现上腹疼痛、饱胀、不思饮食等，甚至出现"胃石症"，因此胃炎、胃酸过多、脾胃虚寒等病人，及在空腹、劳累后最好不食或少食柿子。

大枣 含有丰富的糖分及维生素 C，生食有健脾养胃、益气生津、养血安神等作用，可防治脾胃虚弱、倦怠乏力、失眠心悸、盗汗等症，是高血压、肝炎患者的食疗佳品。如体内痰湿过重，或者患有龋齿、虫病者不宜多食。过量吃大枣易损脾助湿热，引起消化不良、厌食，多食亦易损齿。红枣是护肤美容佳品，要使皮肤好，粥里加红枣。

核桃　含有丰富的蛋白质、脂肪油、碳水化合物、粗纤维、微量元素钙、磷、铁、维生素 B_1、维生素 B_2、维生素 C 及胡萝卜素等，能滋润肌肤、乌须黑发、滋补肝肾、强筋健骨。

龙眼　有滋阴补肾、补中益气、润肺、开胃益脾的作用，可治疗病后虚弱、贫血萎黄、神经衰弱、产后血亏等症。国内外科学家发现龙眼肉有明显的抗衰老、抗癌作用。

芒果　果肉甘美多汁，香气诱人，益胃止吐。果皮可治湿疹皮炎，但不要与辛辣之物同吃，多吃对人的肾脏有害。过敏体质的人，最好少吃芒果，因为芒果皮有组织胺成分，容易引起过敏。

李子　美味多汁，清肝热、活血脉，有美颜乌发的功效。李子多食生痰，损坏牙齿，体质虚弱的患者宜少食。根据前人经验，如李子味苦涩或放入水中漂浮者为有毒，不宜食之。

樱桃　含微量元素铁和维生素 C，可促进血红蛋白的生成，补血，常服之美容，可使面色红润。

椰子　味甘，椰子汁和果肉都可食用，有生津止渴、益气杀虫的功效。

黑莓　同等重量的黑莓中纤维物质的含量是其他水果的 3 倍多，对心脏健康有益。

桑椹　分为黑、白两种，均可食用。味甘性寒，补肝益肾、滋阴养血、黑发明目。

杏　含有丰富的 β-胡萝卜素，能很好地帮助人摄取维生素 A。

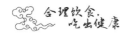

饭前还是饭后吃水果好?

近年来，中国人的膳食消费中形成了一种饭后吃水果的习惯，这一习惯对于中国人的健康十分不利。当前影响群众健康最重要的问题之一就是摄入热量过多，饭后吃水果，往往是在吃饱或吃得过饱的基础上，再添加食物。因此，这部分的热量几乎全部被储存，从而加重了超重和肥胖问题。从水果本身的成分和身体消化吸收的特性分析，建议成年人最好在每顿饭前吃水果（柿子等不宜在饭前吃的水果除外）。饭前吃水果，有很多好处。

首先，水果中的许多成分均是水溶性的，如维生素 C 以及可降低血液中胆固醇水平的可溶性的植物纤维——果胶等，其消化吸收不需要复杂消化液的混合，可迅速通过胃进入小肠吸收，空腹时的吸收率要远高于吃饱后的吸收率。因此，饭前吃水果有利于身体必需营养素的吸收。

其次，饭前吃水果有利于健康饮食八分饱的把握。水果是低热量食物，其平均热量仅为同等重量面食的 1/4，同等猪肉等肉食的1/10，先吃低热量的食物，就比较容易把握总的摄入量。

最后，许多水果本身容易被氧化、腐败。先吃水果可缩短其在胃中的停留时间，降低其氧化腐败程度，减少可能对身体造成的不利影响。儿童正处于长身体时期，部分妇女属于脾胃虚寒体质，不宜或不适应饭前吃水果。这部分人群可在两顿饭之间加食一次水果，而不要在饭后立即吃水果。

吃水果可以取代吃蔬菜吗？

蔬菜和水果都含有丰富的维生素、矿物质和膳食纤维，它们有许多共性，水果生食方便，有些人不爱吃蔬菜，认为吃水果可以代替吃蔬菜，特别是对于挑食不爱吃蔬菜的孩子，更容易将水果代替蔬菜，但蔬菜和水果终究是两类食物，各有优势，不能完全相互替代。

第一，水果和蔬菜所含的营养成分不一样，新鲜蔬菜富含水分、维生素、各种矿物质和纤维素，它能帮助机体吸收蛋白质、脂肪和糖类。仅吃肉类，蛋白质在肠内的吸收率为70%，而同时吃蔬菜，吸收率则可提高到90%以上。蔬菜的这种功能，是水果所无法代替的。

第二，水果的热量比蔬菜高，糖分含量也高，有些慢性病人，如糖尿病、血脂异常者反而需要控制摄取量。

第三，人体所需的各种维生素和纤维素及无机盐，主要来源于蔬菜。蔬菜中的矿物质含量比较高，尤其是深绿色叶菜，集合丰富的维生素、矿物质及植物性化学物质，每天不能少，相较之下，水果里含较多的是维生素。

第四，只有新鲜的水果才富含维生素，而我们平时吃的水果多是经过长时间储存的，这种水果其中的维生素（特别是维生素C）损失了很多。任何一种食物都不能满足人体多方面的需要，只有同时吃多种食物才能摄取到各种营养素，因此水果蔬菜都不能少。蔬菜来源丰富、品种繁多、物美价廉，在一天的饮食中，选用不同的蔬菜，就能得到有利于身体发育的各种营养素。

第五，健康饮食的基础之一是食物多样化，也就是每天吃的食物种类愈多愈好。即使蔬菜本身，也不是只吃绿色叶菜就能满足，还要摄取红、黄、橙、紫等各种不同颜色的蔬菜。水果也要常变换，才能充分摄取不同食物中不同的营养素。

不过，水果最大的优势是能生吃，不经过高温烹调，比从蔬菜里容易多摄取到一些维生素 C、B 族维生素。各种蔬菜所含的营养成分各不相同，所以，我们在吃蔬菜时，千万不要挑食，吃蔬菜应当多样化，经常变换品种，与蛋白质、脂肪类食物互相搭配。与此同时，再适当吃一些对自己身体有益的各种水果，这样，我们的身体就能获取比较完美的各种营养成分。

果汁能代替水果吗？

果汁有很多很好的功效，但果汁的营养与水果相比还是有相当大的差距，果汁不能完全代替水果。

第一，果汁里基本不含水果中的纤维素，而纤维素对人体非常重要。

第二，捣碎和压榨的过程破坏掉了水果中的某些易氧化的维生素。

第三，水果中某种营养成分的缺失，会对整体营养作用产生不利的影响。

第四，在果汁生产的过程中，某些添加物影响到果汁的营养质量，像甜味剂、防腐剂、使果汁清亮的凝固剂、防止果汁变色的添加剂等。因此，如果买的是超市出售的成品果汁，营养和安全未必有保障。

第五，加热的灭菌方法也会使水果的营养成分受损。

因此，对于能够食用新鲜水果的人来说，整个水果永远是营养学上最好的选择。如果喜欢喝果汁，最好是在家自己自榨鲜果汁，现榨现饮勿存放，尽量别买超市出售的果汁。榨果汁时要用榨汁机而不是搅拌机，如用搅拌机搅汁，水果的营养成分破坏较严重。如果是能正常饮食的人，把水果榨汁后应连果渣一起食用，而不应将果渣丢弃，这样水果中的营养素才能被全面摄入而不至于浪费。

常吃水果就不缺维生素 C 吗？

大多数水果维生素 C 的含量并不高，其他维生素的含量就更加有限。富含维生素 C 的水果有猕猴桃、鲜枣、山楂、柚子、草莓、柑橘等，而平时常吃的苹果、梨、桃、杏、香蕉、葡萄等水果的维生素 C 含量甚低。维生素 C 以 100 克水果的含量来计算，猕猴桃 420 毫克，鲜枣 380 毫克，草莓 80 毫克，橙 49 毫克，枇杷 36 毫克，橘、柿子各 30 毫克，香蕉、桃各 10 毫克，葡萄、无花果、苹果各自只有 5 毫克，梨仅 4 毫克。

成人一天生理需要 60 ~ 75 毫克的维生素 C，假如要从维生素 C 含量很少的水果中摄取，则无花果需要 25 个，梨需要 14 个，葡萄需要 1.5 千克左右。因此，只吃一两个维生素 C 含量少的水果，实际上并没有什么帮助。如果是含维生素 C 较高的猕猴桃、柑橘或柿子，一天一两个就够了。如果是鲜枣或草莓，只要五六粒即可摄取到一天所需的维生素 C。所以，要想补充足够的维生素 C，吃水果时应有所选择，若想单靠水果提供所有的维生素是不可能的。

另外，还有一些因素影响着水果中维生素 C 的含量。比如，预防虫害及日晒、包装、冷藏，结果造成维生素 C 含量减少，水果存放的时间越长，维生素 C 损失就越多。

尽管一些人吃了许多富含维生素 C 的水果，也容易缺乏维生素。如吸烟可阻碍人体对维生素 C 的吸收，烟草中的尼古丁对维生素 C 还有破坏作用；从事激烈运动或重体力劳动的人，由于流汗也会损失大量的维生素 C；还有一些疾病和药物也会影响维生素 C 的吸收。所以，水果不能作为人体维生素 C 的唯一来源，还要多吃蔬菜，必要时可加服从植物中提取的天然维生素 C，即营养补充食品。

能用果汁送饭吗？

果汁保留有水果中相当一部分的营养成分，如维生素、矿物质、糖分和膳食纤维中的果胶等，口感也优于普通白开水。人们一般早餐很少吃蔬菜和水果，所以早晨喝一杯新鲜的果汁或纯果汁应该是一个好习惯，补充身体需要的水分和营养。但空腹时不要喝酸度较高的果汁，应先吃一些主食（如粥、汤面等）再喝，以免胃不舒服。

不管是鲜果汁、纯果汁还是果汁饮料，中餐和晚餐时都尽量少喝。果汁的酸度会直接影响胃肠道的酸度，大量的果汁会冲淡胃消化液的浓度，果汁中的果酸还会与膳食中的某些营养成分结合，影响这些营养成分的消化吸收，使人们在吃饭时感到胃部胀满，吃不下饭，饭后消化不好，肚子不适。餐时喝少量的果汁是可以的，两餐之间也适宜喝果汁。

老人和小孩适量喝点果汁可以助消化、润肠道，补充膳食中营养成分的不足。成年人如果不能保证合理膳食，也可通过适量喝果汁补充一些营养。还有些人不爱喝白开水，有香甜味道的果汁能使他们的饮水量增加，保证了身体对水分的需要。比起水和碳酸饮料来说，果汁有它的优势。但大部分果汁之所以"好喝"，是因为加入了糖、甜味剂、酸味料、香料等成分调味后的结果，所以只能适量饮用，多喝无益。

婴幼儿能否多饮水果汁？

水果汁口感好，营养也不错，适当给孩子喝一些对身体有好处，但过多饮用反而有害。

果糖过量影响铜的吸收 不满两周岁的婴幼儿，如果经常大量饮用水果汁，可影响食欲，导致营养不良，进而影响正常的生长发育。由水果制造出来的果汁中含有丰富的果糖，人体可以吸收利用，但过量的果糖会影响身体对铜的吸收，小儿缺铜将给日后患冠心病留下隐患。铜还是机体中许多酶类的组成部分，它参与体内铁的代谢，因此缺铜也会造成贫血，且补充铁剂的治疗效果不好。

过量饮用可造成小儿多动症 果汁中还含有枸橼酸和色素，前者进入人体后与钙离子结合成枸橼酸钙，不易释出，使血钙浓度降低，引起多汗、情绪不稳，甚至骨骼畸形等缺钙症状。色素对小儿的危害也很大，过量的色素在体内积蓄不仅是小儿多动症的原因之一，而且可以干扰多种酶的功能，使蛋白质、脂肪和糖的代谢发生障碍，从而影响婴幼儿的生长发育。

所以，每天给婴儿喂水果汁一定要适量，不要超过半奶瓶，尤其是苹果汁，一次大量服用后还可能导致腹泻。鼓励给孩子多饮白开水，因为白开水容易透过细胞膜，有利于新陈代谢，保持免疫功能，提高抗病能力。白开水中可适量加些水果汁，但不宜过多，更不可用水果汁代替白开水。

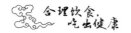

多吃水果好不好？

我们在第一章"当前应着重解决哪些问题"中曾说要鼓励吃水果，那么是不是多吃水果就一定好呢？生活中常常遇到有的人吃了水果后身体反而更加不舒服的情况。《阴符经》说："食其时，百骸理。"意为食这个地方（当地产）、在这个时令（季节性）的水果，才是最好的。

当地产　一方水土养一方人，水果最适合产地的人食用，因为当地的气温、土质、环境造就出来的东西，就是养当地人的。不是本地的水果，如果身体本来就好，那无所谓，如身体不是很好，则应少吃慎吃。例如，南方有荔枝、龙眼，且难以保鲜，留置的时间不能久，季节性很强，当地人可以吃很多，而很多北方人吃一点就会感到上火，这就是地方性。现在物流业发达，只要愿意，全国各地乃至国外的水果都可以吃到。但异地的水果应少吃，而且还要根据自身的体质选择性地吃，国外的水果更应少吃，尝尝鲜就可以了。就算同一名称的水果，地域不同，国度不同，其性质也不尽相同。

符合时令　水果有很明显的季节性，夏天天气炎热，大自然赐给我们西瓜，清凉解暑；秋天天气干燥，大自然赐给我们雪梨，滋阴润燥。有的水果可以储藏很久，如苹果、雪梨，一年四季都可以吃到。如果将雪梨保存到第二年夏天来食用，就算是当地产的，也不是最佳时令了。目前市面上的水果很多都不是当令的，非季节性水果不是不能吃，而是应少吃。储藏过久的水果多吃对身体不一定有好处，因为首先它们不符合时令，其次在保养这些水果的过程中，可能使用了一些防腐剂，对身体并没有什么好处。而一些季节性比较强的水果，不能储藏，必须尽快吃完，否则就会烂掉。

　　另外，很多果农为了水果能卖个好价钱，提前上市，常常使用一些激素，以加速水果的成熟，外表看起来很漂亮，好像是熟了，其实没那么熟，只是用了催熟剂，表面看起来像是熟的。这样的水果就算是当地的、时令的，也应少吃。有的水果在生产过程中，为了防止虫害，还使用了农药，致水果农药残留超标，吃这样的水果对身体没什么好处，不吃也罢，所以发达国家对水果农药残留标准是很严格的。

　　符合身体的需求　　从中医营养角度来说，人的体质有寒热虚实之分，水果也有寒凉温热之不同，寒凉水果解燥热，温热水果补虚寒，每个人吃什么样的水果，要根据身体的需要，热性体质宜吃凉性水果，寒性体质应吃热性水果，食用不当或吃得过多，都会对身体造成一定的负面影响。气虚、脾虚的人在选择西瓜、香瓜、芒果、梨和香蕉等凉性水果时要特别谨慎，最好不要吃。

　　建议病人少吃水果　　身体有病，还是少吃水果为好，因为凡是有病，多半脾胃虚弱，在治疗上应顾及脾胃。绝大多数水果其性寒凉，如多吃反易损伤脾胃，不利康复。病人应注意调整五谷蔬菜，多食米粥类、菜汤类等易消化食物，才有利于康复。待身体好转后，可以根据自身的身体情况选吃一些水果。

病人怎样吃水果？

　　腹泻　　宜吃葡萄、石榴、苹果、杨梅等具有收敛作用的水果，不宜吃香蕉、梨、西瓜等偏寒、润肠通便的水果，因吃后易致大便溏泻，加重病情。

　　便秘、痔疮　　宜吃香蕉、梨、桃、橘子，这些水果有缓下作用，以利润肠通便。不宜吃柿子、山楂、苹果等，因为这些水果中含鞣酸较多，有涩肠止泻作用，吃后易引起便秘。

溃疡、胃酸过多　不宜吃酸梨、柠檬、杨梅、青梅、李子、山楂等含酸较高的水果，以防有损溃疡愈合，或因胃酸骤增而加重病症。

食积、哮喘　不宜吃枣子等易生痰、助热、有碍脾胃运化的水果。

贫血　不宜吃橙子、柿子等水果，因含较多的鞣质极易与铁质结合，会阻碍人体对铁的吸收，且还能引起便秘。

糖尿病　宜吃富含果胶、能改变胰岛素分泌量并具有降低血糖作用的菠萝、樱桃、杨梅、柿子、柠檬等水果。不宜吃含糖分较高的枣子、葡萄、香蕉、苹果、梨、荔枝、无花果等水果。

肝炎　宜吃香蕉、梨、枣子、橘子、苹果、猕猴桃、西瓜等富含维生素 C 的水果，这些水果能保护肝脏、促进肝细胞再生。

高血压、动脉硬化　宜吃山楂、枣子、橙、葡萄、橘子、蕃茄、草莓、核桃、酪梨、香蕉、西瓜、柿子、梨子、桃子等富含维生素 C 的水果，有降压、缓解血管硬化的作用。哈蜜瓜钾含量较高，但又不含钠及脂肪，有助于控制血压。柠檬和其他酸味水果，也可起同样作用。

冠心病、高血脂　宜吃柑橘、柚子、山楂、桃、草莓、核桃等水果，因这些水果富含维生素 C 和尼克酸，具有降低血脂和胆固醇的作用。

心力衰竭、水肿　不宜吃含水分多的西瓜、梨、菠萝等水果，因大量水分会使心力衰竭、水肿病情加重。

心肌梗死、中风　宜吃西瓜、香蕉、橘子、桃子等帮助消化的水果，不宜吃柿子、苹果等水果，因果中含鞣酸有收敛作用，易引起便秘，会使病情加重。

急性肾炎　如有肾功能不良或浮肿而需要忌盐者，不宜吃香蕉，因香蕉性寒、质滑，且含有较多的钠盐和钾，能加重浮肿，增加心脏和肾脏的负担。

呼吸道感染　尤其是伴有咽痛、咳嗽、痰多的病人，宜吃梨、枇杷、橙子、柚子、杏、罗汉果、葡萄、苹果、草莓、樱桃、菠萝等能化痰、润肺、止咳的水果。

发烧　宜吃具有生津、解热散毒功效的梨、柑橘等水果，因为发烧病人出汗多，体液消耗大，梨、橘子等含有充足的水分和钾，对发烧病人更有益。

体质燥热　宜吃梨、香蕉、西瓜等性偏寒的水果，不宜吃葡萄、橘子、枣、樱桃、荔枝、龙眼等属温热的水果。

哪几种水果不能空腹吃？

西红柿　含有大量的果胶、柿胶酚、可溶性收敛剂等成分，如果空腹吃，容易与胃酸发生化学作用，凝结成不易溶解的块状物。这些硬块可堵塞幽门，使胃里的压力升高，造成胃扩张而使人感到胃胀痛。现在一些人喜欢生吃蕃茄以为能抗癌，但现代研究表明生吃没有抗癌作用。

柿子　含有柿胶酚、果胶、鞣酸和鞣红素等物质，具有很强的收敛作用。在胃空时遇到较强的胃酸，容易和胃酸结合凝成难以溶解的硬块。小硬块可以随粪便排泄，若结成大的硬块，就易引起"柿石症"。同时，患有胆结石、肾结石的病人吃柿子也要慎重，以免

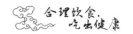

导致病情恶化。

香蕉　含有大量的钾、镁元素，若空腹大量吃香蕉，会使血液中含镁量骤然升高，造成人体血液内镁与钙的比例失调，对心血管产生抑制作用，不利健康。

橘子　橘子含有大量糖分和有机酸，空腹食之会刺激胃黏膜，易产生胃胀、呃逆。

甘蔗　空腹时吃甘蔗切勿过量，否则会因体内突然渗入过量糖分而发生"高渗性昏迷"。

山楂　味酸，具有行气消食作用，但若空腹食用，不仅耗气，而且会增强饥饿感甚至疼痛感并加重胃病。

杏仁　杏不能空腹吃，也不能在吃了肉类和淀粉食物后吃，因有可能引起胃肠功能紊乱。

哪些人不宜吃西瓜？

糖尿病患者　糖尿病患者如果吃西瓜过量，会导致血糖升高等后果，严重的还会出现酮症酸中毒而昏迷。

感冒初期患者　西瓜是清热解暑的佳果，但感冒初期的患者应慎食。如果在感冒初期大量吃西瓜，会因其清解烦热而引邪入里，不但不能发散病邪，反而有可能使病情加重或延长治愈时间，少量吃一点无妨。因此，在感冒痊愈后或有高热、咽痛时吃西瓜最好。

脾胃虚寒者　西瓜性偏寒，多吃会出现胃痛、腹胀、腹泻、食欲下降等症状。肠胃消化不佳、夜尿多者不宜多吃西瓜。年迈体虚者多吃易发生腹痛或腹泻。

心肾功能不全者　因为短时间内大量食西瓜，会使体内水分增多，超过人体的生理容量。而肾功能不全者其肾脏对水的调节能力降低，对进入体内过多的水分，不能及时调节排出体外，致使血容量急剧增多，容易导致急性心力衰竭。

口腔溃疡者　若多吃西瓜，会使体内所需正常水分通过西瓜的利尿作用排出一些，从而导致口腔溃疡的加重。

吃水果减肥有什么讲究？

在同一个重量之下，大部分水果的热量都比米饭要低，但有些水果的热量被人体吸收的速度却比米饭快许多，而糖分吸收速度的快慢是最终决定肥胖与否的关键。所以对于糖类食物来说，吸收速度的快慢才是最重要的因素，并不是热量本身。

食物的糖类指数（GI）的高低跟食物本身所含的热量并没有直接的关系，而是跟它所含蛋白质量与纤维量有关。也就是说，蛋白质量或纤维含量越高者它的 GI 也就越低，反过来 GI 就越高。

食物的 GI 越高越容易发胖。一般人都以为吃饭比吃西瓜容易发胖，事实上刚好相反。因为米饭虽然热量比西瓜高，但是它的 GI 比西瓜低，也就是米饭的糖分吸收速度比西瓜慢，当你吃西瓜时，体内的血糖会迅速升高，而吃饭却是慢慢地升高，这一点是决定是否易胖的关键。

根据研究，香瓜、西瓜、凤梨、木瓜等水果，它的 GI 都比白米饭要高，而奇异果、香蕉、葡萄等的 GI 跟糙米饭差不多。葡萄柚、苹果、水梨、李子、樱桃、柑橘类等 GI 远低于白米饭，是减肥族在搭配水果餐时的较佳选择。

要想减肥，不能只靠吃水果，应按照前面各章节中所讲述的少

吃肉、少吃油、少吃精白米面、多吃蔬菜及适量的粗粮杂粮，以及
多运动等。

第六章　辟谷与健康

　　有很多动物比如蛇，在寒冷的冬季没有食物，有的动物甚至把自己变成跟冰一样，无须任何饮食，到第二年春天来临，又开始慢慢复苏。它们没有食物，为什么能度过漫长的冬季？龟的生命相当长，它可以长期不食，为什么它们没有被饿死？

　　辟谷是中国道教特有的一种养生修炼法门，在中国已有几千年的历史，与导引、服气、炼丹等并称于世。辟谷有什么好处？人为什么能辟谷？本章将带你走进这一知识殿堂。

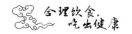

什么是辟谷？

古人创造的"辟谷"法，即每年有一段时间不吃粮食或极少吃粮食，兼吃一些辅助食品，如核桃、栗子、蜂蜜等，以达到养生的目的。古人认为，人以五谷为主食，肠内渣滓积留太多，要想健康，就必须"断谷清肠"，相当于现在的"清除体内垃圾"。

辟谷修炼的层次较高，对治疗疾病、强身健体、开慧长功、激发内在潜能都有相当好的效果，因而受到古今修炼名家的重视。辟谷就是不吃五谷杂粮，但并不是不吃任何东西，更不是绝食或不饮不食，实际上是指从宇宙中直接摄取能量。明白这一点，可以打消许多人对辟谷的恐惧，消除其心理负担。

辟谷还有高低层次之不同，古人服气辟谷的时候有几种情况：有的虽然不吃五谷杂粮，但吃一种药丸，有的人吃一些水果，这药丸、水果里面含有后天的水谷之气，有一定营养成分，这种层次比较低。层次高的，则是任何水谷之气、任何五谷杂粮都不吃，辟谷期间生存的来源是直接从宇宙中摄取能量、摄取养分，再喝点水，或者几天不喝水，但练功的地方要放一盆水。只要方法得当，期间需要注意的事项都能遵守，辟谷不是什么难事，且善辟谷养生者多数高寿。

辟谷起源于宗教，宗教家们多有为"明心见性""体悟真理"而辟谷的，一般都是修炼到比较高层次的时候，开始天人合一才进行这种养生。其中最著名的是释迦牟尼、摩西、耶稣和穆罕默德，这些圣哲都曾一次辟谷达40天之久，获得体力、智力和灵力的飞跃，最终悟道。在中国，西藏密宗的密勒日巴尊者，因学法入山苦修多年，饱受饥寒的煎熬。道家的丘处机真人，在山中修炼悟道时曾大饿 72 次，小饿无数次（这就是在辟谷）。他们在渡过这个关口后，成就了崇高的功业。今天世界上各教派的信徒，为了促进身心健康，提升灵性，也有定期和不定期的辟谷。

辟谷分几种类型？

从辟谷现象出现的情况看，可分为以下几种类型：

自然辟谷　练功达到一定层次时，或因调节身体的需要，会自然出现厌食、少食甚至不食的状态，即"气足不思饭"。这种情况较少，一经出现持续的时间也比较长，同时会出现各种特殊的身体变化和练功效应。也有一些非练功者，出现数日不知饥饿，不需进食而精神如故者，也属于自然辟谷。

主动辟谷　当练功达到一定层次后，或为了治病的需要，通过一定的练功方法如服气、导引、按摩、服药饵等而达到少食或不食的状态。这种方法在防病治病、养生健身及提高功力中均有较高的价值，但应顺其自然，不可勉强。

诱导辟谷　当练功达到一定层次后，身体会出现辟谷时的各种效应，但又不知道辟谷的方法，此时通过修炼有素者的诱导和帮助，便可进入辟谷状态。特殊的地磁环境，如名山古刹、千年古树生长之处，有时也可以诱导人进入辟谷状态。

被动辟谷　由于某种特殊的原因，如饥荒、地震、迷路、塌方等，得不到食物供应，被迫停止饮食，引起人体内部功能的重新调节以适应新的环境。

辟谷从程度上可分为以下几种类型：

近半辟　基本上不吃熟食，但可吃水果、蔬菜和其他杂食，甚至还吃点粥或面条等，也可吃一些素菜。严格说来这不算辟谷，只能算少食，是跟未辟谷前的进食习惯相对而言，对于有心理障碍或特别虚弱者较为适用。

半辟　除了可以饮用水和蜂蜜外，还可食用少量瓜果、花生米、核桃、红枣、胡桃、杏仁等药饵，以不感到饿为度，这种方法对于第一次辟谷者或体弱多病者较为适用。

近全辟　不进五谷杂粮和药丸，但可饮用少量水和蜂蜜，也可食用少量水果，这种方法对于一般体质者都可以运用，比较安全。

全辟　一般是修炼到较高层次时有一定的要求才进行的，辟谷期间粒米不进，滴水不沾，完全切断饮食和水分的供应，直接与外界交换能量与信息，充分调动人的潜能来完成人体的各种代谢。一般人及低层次者难以运用，最好在修炼有素者的监护下进行，切实注意安全，以不感到过于饥饿为度，切忌盲目追求时间的长短。

中国的实践和国外的科学研究证实，人体具有直接从宇宙中吸收营养，补充能量的能力，只是比较深奥，一般人无法理解和接受。

怎样进行辟谷？

辟谷既然是道家上层的修炼方法，要想辟谷健身，辟好谷，首先要进行必要的理论训练，掌握有关辟谷常识。

辟谷的关键其实就是意念和意志，所谓意念就是思维活动，是大脑里面的想法，一定要把辟谷和断粮、绝食分开，二者表面上好像是一样，都是不吃东西，但心里面的想法完全不一样，一个是良性意念，一个是恶性意念，这是二者的本质区别。现代科学已经证实，心理对生理的影响是无比巨大的，不同的意念（心理活动）作用于我们的机体，就会产生完全不同的结果，恶性意念对身体造成损害，良性意念促进身体健康。实施辟谷者必须要消除心理障碍，坚信辟谷对人体有益无害。辟谷是为了养生，绝食则是为了害己，心态决定效果，有什么样的意念就有什么样的效果。

方法　就是编程序，说穿了辟谷就是编个良好意念。例如，从明天开始，我就要辟谷了，这次辟谷辟三天，或者五天、七天等，把这时间作为一项指令输入自己的"生物计算机"里（大脑）。然后从第二天开始辟谷的时候，"生物计算机"就完全按照你这个程序和指令开始运行。

辟谷的时间　辟谷要采取循序渐进的方法。依个人练功时间的长短、健康状况、心理状态的不同，短则几天，长则可几十天。第一次辟谷的时间不宜过长，要以安全为上，自然为度。开始练辟谷的时候心里没底，所以第一次辟谷的时间可以定为三天，或者三天半。比如你原先编的程序是三天，那到了两天半时，肚子就开始饿了，有点坚持不住。如果程序编三天半，三天内一点不饿，三天刚过，就开始饿了。辟谷期间要根据实际情况，欲辟则辟，欲止则止，顺其自然，以自己感受舒服为度。有特殊情况可以提前中止，恢复进食，如预期的时间已到而仍无进食欲望，精神又好，亦可延长。

饮食控制　①辟谷之前，饮食可以逐步减少，在二三天中减至半辟或近全辟状态，精神好的也可以直接进入辟谷状态。②辟谷期间可食用适量的干鲜果品、营养食品，常见的如红枣、芝麻、黄精、玉竹、枸杞、黑豆、天门冬、麦门冬、茯苓、白芍、禹余粮、白术等。对于初练辟谷者，由于辟谷期间不进五谷，消耗的是原来储存的脂肪，蛋白质会相对缺乏，所以每天可补充 10～20 克的优质蛋白质粉，这样可保持肌肉的弹性而不会松弛，健身效果会更好。③

辟谷期间每日饮几杯蜂蜜水，大有裨益。辟谷期间停食而不停水，应保证足量的水分供应，过分缺水是对身体的摧残。④辟谷虽不戒酒类，但不提倡饮用，如需饮也只可少量饮用，多饮则危害比平时更大，且不能饮啤酒。

环境　环境要安静，心情要舒畅，避免情绪出现大的波动，避免外界不良信息的干扰和破坏，使心态保持平和。辟谷时一般不让外行人知道，以免别人指指点点，影响自己的心情和效果，情绪不佳时不要辟谷。因为人体是部精密的生物仪器，存在生物场，有的人场能比较强，超过你，如果他发出破坏你的信息，那么对你的辟谷就会造成很大的影响甚至失败。

实施　从辟谷开始，就应把它和服气、食气、练功结合起来，坚持服气或静养。辟谷者必须要兼练行气之功，特别强调的一点是应该强化吞津。吞津、采气、静养应相辅相成。辟谷期间你可以照常工作，一切都正常，一切都要顺其自然，但不宜从事剧烈运动，以免消耗太大，可做一般的体力工作。辟谷期间一定要喝水，不能只喝开水（早上可喝一杯温开水），开水里面缺少矿物质，要喝矿泉水，矿泉水里面含有一定的矿物质。还可喝自榨的果汁、蔬菜汤，但不要喝碳酸饮料，不要喝肉汤蛋汤。

具体操作　初学辟谷者，由于没有经验，应结合服气吞气，一边辟谷一边吃水果，这样肚里就不会有饥饿感。有练功经验者再进行采气采光采能，采人体需要的一切东西，练一段时间的辟谷之后，连水果都不想吃，甚至连水都不想喝，这样的层次更高一些。

采气服气方法：早晨面向东方，采东方生发之气、初升的朝气。张大口吸气，一口一口地往里喝，大口大口往里吞，想着把它采入下丹田，有人管这叫喝气。一般喝的时间短，吞的时间比较长，吞的时候自己体会，不光气进入下丹田，而且全身的气来回窜，体内都能感觉到，非常舒服。一般来说，早晨吞几分钟后就会感觉小腹发胀，再没有什么饥饿感。辟谷期间也有饿的时候，饿了就吞气，咽下去之后再仔细体会各部位的感觉。往里吞的时候事先加个意念，吞的是什么东西（当然应该是好东西，自己想！），编个程序输进去。人吞气怎么能活着？科学家研究发现人体的胃里有一种固氮菌，这种东西把人体从空气中摄入胃中的氮气固定下来，制成氨基酸，以供人体需要。当然层次高一点的不需吞气，随时随地直接用心采气采能采光（采的什么东西，到哪里去，也都是自己心意所想），那就更简单了，但高层次的东西在此不便详细介绍。

注意事项　辟谷必须循序渐进，不可急于求成，初学者应在有经验者的指导下进行，并根据不同情况随时调整，不可刻意追求时间的长短，比如先从三天开始，然后五天、七天，逐渐延长，习惯了就可以长一些，而且要经常习练，比如数月一次，一年数次，不要以为辟一两次就可以一劳永逸。不可因治病、长功或其他原因而主观延长时间，经过几次训练后，一般都可辟谷21天以上，据笔者所知，有的初习者第一次就可达二十来天。因为现代人还要工作、学习，如果不是特殊需要，只是为了养生、健康，一般不必超过10天。辟谷期间需洗澡时宜洗冷水澡而不能洗热水澡，因为热水使毛细血管扩张，人就容易发生虚脱，甚至导致心脏供血不好，发生意外。同时还要禁止性生活，惜精爱气。

总之，辟谷最关键的是第一天，到了下午和晚上，肚子会有一点饿的感觉，度过了第一天，以后就好办了，就是似饿非饿状态，饮食中枢处于冬眠状态。学会辟谷有百利而无一害，要是全世界的成年人都学会辟谷，每人每月少吃几天，那该节省多少资源！

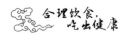
人为什么能辟谷？

在漫长的历史中，虽然地球环境发生过多次剧变，生存环境十分恶劣，但人类还是经受了一次又一次严酷的考验而生存下来，人类确实具有强大的生命力。古时候食物短缺，哪能像现在一日三餐定时吃饭？人类挨饿是常有的事，既然如此，现代人为什么还要每天吃三餐，甚至四五餐？那是因为人类几百万年以来常常处于挨饿状态，大脑有残存挨饿的信号，一直害怕自己挨饿了！所以到了吃饭的时间不饿也吃。上古社会生活条件低下，先民能力有限，难以适应和抗拒恶劣的自然环境，食不饱腹、缺食、断食在所难免，于是出现日常的断食性辟谷，被迫且必然地进行。动物生活在大自然的环境里，饥餐露宿已是常事，某些动物可以几个月甚至几年不吃东西，却可以很好地活着。食草动物因自然的变化自然要挨饿，食肉动物也不一定随时都能捕捉到活的动物，比如蛇就可冬眠数月，有的动物在冬天甚至可冻结生命，在这种情况下，它们都能适应这种短期或长期挨饿的现实。

为什么饿过了头反而不觉得饿了呢？现代生理学认为，血糖的来源有三种，除了饮食摄取外，人在饥饿状态下，肝糖原、其他营养物质如脂肪等可分解转化成葡萄糖，从而维持人体的能量需要。人在断食而不断水的条件下，依靠消耗机体自身储存的营养物质（主要指糖、蛋白质和脂肪），能够维持生命活动 40 天左右，直至机体消耗掉体内的 40% 营养物质时，才会对生命构成威胁。因此，对于任何一个常人来说，即便不懂辟谷知识，就单纯断食而言，只要心理上调整好，不过于恐慌，又没有什么大病，一般都能坚持 40 天左右而不会导致生命危险，所以曾有岩崩被困 40 天而获救的报道也就不足为奇了。当然，人在断食的过程中，会出现饥饿、心悸、疲乏无力等不适的主观或客观的感觉和症状，这主要是不良心态造成的。当你知道人体有辟谷的潜能后，就不会那么紧张了，这一观念确定之后，再也不会担忧辟谷会饿坏自己。现代人少吃一餐就怕被饿坏了，十分紧张，怕饿就会多吃，进而产生饱食之灾。

人的生命像一棵小树，需要不断地浇水施肥，但是，树长大后还要不要浇水施肥？它的根须可以从很远很深的地方吸取养分！同样道理，人在儿童、青少年时期，需要讲究营养均衡才能健康成长，但在成年以后，就可少食甚至辟谷，体内进行自动调节。其实，对于辟谷，说穿了就是在良性心理暗示诱导的作用下，通过应激效应所达到的一种良好心理状态的断食状态。

断食与辟谷既有区别又有联系，这主要是在于二者心理状态上的差异：辟谷是一种良好的心理应激状态，而断食则是一种不良的心理应激状态，从而使二者都可产生不同的治病疗疾之功效。人在断食条件下，心理状态调理良好即刻达到辟谷状态，即产生良好的治病效应；反之调整不好达到绝食状态，即产生不良的致病效应，直至衰竭而死。所以，只要人达到一种良好的心态，随时随地都能进入辟谷状态。

但辟谷不当会损害健康，随着辟谷时间的延长，人体的神经系统、消化系统、内分泌系统、循环系统及人体五脏六腑将受到严重的损害，这样的例子也有报道。一些年轻人盲目利用节假日时间自行辟谷、节食减肥，同时生活没有规律，这样危险更大。辟谷不是所有的人都能随意进行的，一定要在专业人员的认真指导下进行，确保安全。

辟谷的禁忌与复谷后要注意些什么？

辟谷是一种特殊的养生手段，不是人人能够进行的，下列人群不能辟谷：

① 神经痛已经到了很严重的程度。

② 完全失去听力和视力者。

③ 儿童及成人体重不足三十千克者。

④ 患肾病十年以上伴高血压的中、老年病患者。

⑤ 中老年胃肠病严重，或经常出血（呕血、便血）。

⑥ 严重心脏病、糖尿病，肺结核二、三期者。

⑦ 一切晚期的严重疾病，生活难以自理者。

⑧ 年纪太大，思维不灵活，甚至痴呆者。

⑨ 对辟谷没有正确认识，对饥饿十分恐慌不能承受者。

⑩ 易出现低血糖发作或低血压或血容量不足者。

经过一段时间的辟谷以后，体内毒素等获得有效的清理，人会自然恢复饮食欲望，说明辟谷过程即将结束，但复谷不当会丧失已取得的功效甚至会损伤身体，所以复谷也是有讲究的。辟谷结束就要复谷，首先要在思想上有所准备，按摩一下肚子，并在意念上编上"我要复谷了"，这样，生物计算机就会把这个指令输送到胃肠道，胃肠道就会出现饿的感觉，做好接纳饮食的准备。

复谷必须按正确的程序进行，应切实注意循序渐进，逐步恢复，不可操之过急。最初进食较少的稀汤（如米汤），继而粥、面条 1 ～ 2 日，身体原本虚弱者可至三五日，然后再逐日递增，不要一下子增加太多，另外可食用一些新鲜水果、蔬菜等。不要有我饿了这么多天，现在要好好补一补的错误思想而多吃，刚开始复谷时不要食用鱼肉类食物。原先身体强的一两天可基本恢复正常饮食，身体素质弱的一星期后可基本恢复正常饮食。也有的人要经过较长时间才能恢复正常饮食，这也是正常的。

复谷期间的饮食极为重要，切不可贪一时口欲而功亏一篑，无论身体产生何种奇妙变化都不要去追求。进食时速度不要太猛，严禁吃速食面，否则容易出问题。一是消化系统经过一段时间休息，胃液等分泌不会马上像平时一样，此时若过食硬的食品或量较多均会使胃受到伤害；二是过早多食会使痊愈的疾病有复发之可能。复谷期间忌食生冷荤腥、辛辣刺激性食物，以使肠胃得以适应和巩固效果。而对于辟谷有经验者，欲辟则辟，欲复则复，运用自如，没那么多讲究。

经过辟谷清肠后，吃什么东西都会感觉津津有味，这对于当今人们天天吃饱喝足、没有受到自然饥饿、什么饭菜都已经乏味的人来说，实在是个开胃的极好方法，比吃任何健脾开胃的药都要好。

辟谷有什么益处？

可以激发调动人体的潜在能量　人体内的各个器官犹如一支军队，必须经常不断地进行训练、演习、休整，才能使军队富有战斗力。长期处于涣散、懒惰状态、武器生锈的军队是不堪一击的。现代社会为人的生存提供了优厚的生活条件，相当多的人三餐不忌，营养过剩，运动量不足，外强中干。辟谷可以给养尊处优的人们一个绝好的锻炼机会，犹如军队的战略总动员。在饮食供应停顿后，人要继续维持正常的生理功能，就必须调动原来储备的脂肪和糖类，通过氧化来释放能量。辟谷可以更新人体的能量储备，使其保持于备用和可用状态，强化机体抵抗不良环境的能力。

改善胃肠功能　现代人饮食常常过多，辟谷可以让我们每天不堪负重的胃肠来个休整、调理，洗涤身体中的污浊，清除多余的成分、脂肪等，使胃肠在今后的时间更加旺盛。所以胃肠有病，最应该辟谷，或者采用流汁饮食，让胃肠道好好休息一段时间，肠道清理后功能恢复了，胃肠的吸收能力增加了，消化系统的效率也会提高，吃饭饭香，营养吸收也跟着旺盛，疾病就会自然痊愈。

可以改善神经系统的功能　在精神方面，辟谷能增强记忆力，加深理解力，强化意志力，培养忍耐力，解除神经衰弱，增加精力，增强自信心，使人充满勇气，抑制欲望，不拘小节，心情开朗，心胸开阔。

疏通血管　辟谷对心血管系统的调节非常显著，因把心脏、脑部、全身血管内多余的脂肪燃烧掉，消除了血管的阻塞现象，故对心脏病、高血压、低血压、动脉硬化、脑血栓、糖尿病等有奇效。有了健康强壮的心脏，有了通畅的血管，就能把大量的新鲜血液和氧气输送到全身各组织，就能确保身体进行适当的化学作用，继而产生维持生命所需的能量，心脏健康了才能长寿。

美容　辟谷使心血管系统健康，心脏功能增强，血液循环改善，减少了体内的毒素，使全身脏腑、皮肤、毛发、爪甲获得良好滋养。故辟谷后脸上皱纹减少，雀斑变淡，脸色白净幼滑，双目有神。若多次辟谷，则可使全身皮肤白嫩，脸色红润，消除皱纹和斑痕，保持及延长青春期。辟谷后血管有弹性，血液流动顺畅，生命力旺盛，大脑会变得清明，身体轻盈，腿脚利落，关节灵活，白发变黑，秃发再生，颜面及全身皮肤的色素变得幼滑、白皙、老人斑减退，皮肤瘀暗色素变淡，皱纹减少，性能力大为提高，视力转好等，使人年轻，所以辟谷是最佳的美容法。

可以清除人体的病源 辟谷不仅能养生，还能治病。可以改造虚弱，祛除疾病，有益美容，预防老年病，预防癌症，矫正偏食，治疗慢性病、疑难病等。释迦牟尼说："如果五体之内有任何病患时，应行绝食。"耶稣也说："为了健康，神会劝你挨饿，饿能洗涤你的胃肠，可以健康祛病。"很多疾病是因为粪便滞留在肠内（称为宿便）产生的毒素引起的，良好的排泄是健康长寿的一个前提，人的肠道中长期积聚着宿便，不仅产生腐败的细菌，形成有害物质，还直接影响胃肠对食物中营养物质的吸收，引起自身的慢性中毒，从而产生疾病。医学博士里维尔说过："人类的疾病，多半是因为粪便滞留在肠内所引起的。良好的排泄，就是健康长寿的秘诀。"要想彻底改善人体的吸收功能，就必须把肠道疏通，清除宿便。但宿便却不是灌肠、洗肠或服泻药就可清除的，唯一的办法就是辟谷，才能进行彻底清理。宿便不是辟谷几天就能排出的，辟谷之初仍然有大便排出，但这不是宿便，只是前几天进食后的废物，一般要辟谷到七天以上或十几天才能把宿便排出，排出的宿便少则 300 毫升，多则 1 800 毫升。

可以延长寿命 美国营养学家马克博士所做的一系列实验表明，老鼠每周进食两天不易生病生癌，且其寿命延长一倍。观察动物界不难发现，大凡猛兽如老虎、狮子之类，暴饮暴食，食量大者，其寿命并不算长，而像蛇、龟等，一生消耗的食物并不多，但其寿命却相当可观。广东省梅州的观澜亭在重修的过程中，人们发现一根百年石柱下，有一只龟正在微微颤动，由于长期受压，它的背上留下了明显的柱压痕迹。据史料记载，该亭建于 1746 年，为了祈求吉祥，便以活龟垫到亭柱下。也就是说，它在地下度过了 200 多年。在 200 多年的时间里，它即使能吃到东西那数量也是非常少的，应该说它基本上处于绝食状态。1980 年在沈阳和广洲等地挖出了埋在地下存活 50 多年的龟，它们耐饿耐渴的特殊本领，值得人们深思。而且就是这些吃得少、能挨饿的动物，正是大自然中最长寿的生灵。由此可见，提倡少食、辟谷对健康是很有益处的。

可以说，辟谷是一种简便易行、起效快、有病治病无病强身的防病治病之大法捷径，但必须在专业人士指导下进行，以确保安全。

少食健康法是对现代营养学的一个很大冲击，而传统辟谷法更是一个极大的冲击，因为现代营养学讲究的是一日三餐，每天饮食均衡，每天要进什么食品多少克，而辟谷却是很多天不吃食物，只饮水，不仅营养素不均衡，而且短时间内严重缺乏。但辟谷自然有其功能和价值，先民们逐渐体验到辟谷有益身心，自然地从经验中转变认识，由恶性意念转向良性意念。科学是不断发展的，今天没认识到的东西不能认为不科学，不论其认识程度如何，这已经转向有养生价值的辟谷。通过辟谷可达到养生强体、延年益寿的目的。我们在本书的章节安排上也是独具匠心，由浅入深，先普通，后少食、素食，最后才是辟谷，满足了不同层次不同群体的需要，前后并没有互相矛盾，而是相互补充，各取所需。

为什么说辟谷是最佳的减肥方法？

辟谷是减肥最佳的法宝，通过切断饮食供应，身体自动消耗掉体内多余的脂肪，排出体内过多的胆固醇、尿酸、宿便等垃圾物质，身体进行了彻底的清洁，超重者自然可以减肥，且有立竿见影之效，头一天可减 1 ～ 3 千克或更多，全辟谷一周可减 5 千克以上，多辟谷几次，身体就会恢复苗条，而且没有任何副作用，不会因体重剧减而导致面容憔悴、皱纹增加，也不会患上暴食症或厌食症。一些肥胖者询问什么减肥方法最好，要是真正有心减肥，学习辟谷是最佳的选择，省事又省钱。因为辟谷时五脏六腑得到休整及让细胞中的垃圾物质排泄出去，从而代谢功能增强了，体质也提高了。现在有的减肥培训班，训练的就是辟谷减肥，而且收费不低。肥胖绝大数是吃出来的，多余的热量日积月累就肥胖了，要想去掉这些多余的脂肪，就要暂时切断脂肪的来源，让身体的热量处于负平衡，即摄入少于消耗。每日摄入的能量如果还足够维持身体的消耗，那就消耗不掉已经多余的脂肪，只有减少、切断能量的摄入，身体才会动用原来储存的脂肪供给能量，只有这样，多余的脂肪才能被消耗掉。有的人说现在已经吃得很少了，可还是胖，这就说明你现在吃的所谓那么一点对你的身体来说还是多了，还是超过了现在身体的需要，所以减不了肥。道理犹如存钱一样，已有存储 50 万元，如果现有的经济收入能维持日常支出，甚至还有节余，那就不会动用到原来的存储，只有入不敷出时，才会动用到储蓄。但是有几个人能认识到少食、辟谷的好处，而愿意放弃口中美味去减少多余的脂肪呢？

很多瘦的人不敢辟谷，以为辟谷后会更瘦，其实不然。辟谷具有理想的健美效果和双向调节的作用，不仅能减肥，还能矫治消瘦，使人的体重保持在正常范围内。一般情况下，人体经过较长时间的辟谷，或多次定时辟谷后，都能保持比较稳定的状态，即使恢复饮食后也是如此。瘦者辟谷时所减去的不多，减去的都是体内的留毒，通过清理消化道，使脾胃功能得以改善、运化吸收能力增强、复谷后可以充分吸收食物中的营养成分，肌肉会更加扎实丰满，超瘦者也可以增至正常体重。

如一个月辟谷2～3次，一次5天左右，一个月体重就可减少5～10千克。但如果辟谷减肥成功后不控制饮食，最终将前功尽弃，所以要有健康的心态，要把辟谷当作健康生活的开始，平时必须调节饮食。对于想减肥的朋友，现在还有更好的办法，除了通过辟谷外，在辟谷期间还可食用一些营养补充食品，对于上了年纪的人来说，既能减肥，又能补充必需营养素，保持肌肤润泽，还你青春健康，不至于肌肉松弛。大腹便便的人为什么不试一试呢？

辟谷是伪科学吗？

尽管辟谷现象古已有之，现如今还有人通过电视直播形式向外界宣传辟谷，但还是遭到许多人的质疑，认为辟谷是假的，因为在大多数人甚至营养学家看来，已经接受了一日三餐天天吃饭的习惯，几十天不吃饭怎么可能？有的教授说，如果靠辟谷能突破几十天极限，除非这个世界是非物质的。现代医学研究表明，人体细胞要维持生命活动离不开营养，人要维持生命，必须依靠六大营养供给，人在饥饿状态下的生命极限最多7天，如果停止营养供养的时间超过一周，就有生命危险。水作为其中一种营养素，根本无法提供人体正常活动需要的所有营养。绝食时间超过一周，不仅没有生命危险，还神采奕奕，面色红润，中气十足，这不符合现代医学理论。还有人在报纸上发表文章，称"绝食"试验是反科学的。

现代人所谓的一周极限是什么人什么时候在什么地方又是通过哪些人的实验得出来的结论？只不过是一些营养学家根据自己已经

掌握的所谓科学知识推测的，把辟谷养生当作他们所谓的绝食了。前面说过，一般人最少都可以辟谷15天以上。1910年英国北爱尔兰发生叛乱，克尔库市市长摩克与另外十位同志被捕入狱，他们在反对北爱尔兰实行英国统治的口号下进行绝食，各地报纸连续刊载他们绝食的消息。当他们绝食到20天时，当局便征召了神父宣布，通知囚徒们的家属准备后事。可是30天、40天、50天过去了，一切无恙，最后竟持续到了70天，报纸上登出的消息仍然是没人死亡。到74天的时候摩克市长才死亡，一直到88天才又死了一位。其余9位是在第94天才中止绝食的，不久也恢复了健康。94天长不长？他们是在什么条件下绝食的？在20世纪末也有大量的习练者证实了辟谷这一自然现象的存在。人的潜能我们了解了多少？水是生命之源，如果有充足的水分，加上精神支持，原来身体素质又不太差，辟谷对于一般人而言，少则三五日，中则七八日、数十日，多则二十余日，是没有任何问题的，关键在于你肯不肯去尝试。自己没有去尝试或自己受不了，不等于别人不能辟谷，也就没有了资格评论和指责。

根据《辞海》的解释，科学是关于自然、社会和思维的知识体系，是人类理性思维的结果。中国古代优秀的著作《道德经》，一开始就明确告诫人们，过于严格的定义有使精神实质被阉割的危险："道可道，非常道；名可名，非常名。""道"就是在一定结构内永无休止的变化，因为科学正是这类性质的活动，所以无法给出一个严格的定义。但是，没有严格的定义不等于无法进行下一步的探讨。换一个角度来理解，如果说没有科学的严格定义就说辟谷不科学，无法进一步探讨，这也不是事实。

我们一些现代人，受现有条件的阻碍，从来不去亲身体验，却凭自己的臆想，自己做不到的事别人做到了，那就是伪科学，唯有他自己才是科学。自己一天不吃东西就受不了，便以为世上所有的人也是如此，所以他们少吃一点也不行。蛇是不是动物？需不需要食物才能生存下去？但它冬眠后为什么不需要食物？它冬眠后能生存几个月符合科学吗？龟可以几年几十年不吃东西而能继续生存，这符合科学吗？毛泽东说：没有调查就没有发言权。笔者亲自体验过辟谷，且了解过数百位的参与体验者，有的数天，有的十几二十天，精神依旧好得很，没见谁有不适，应该是最有发言权了。我身边的熟人经常有辟谷者，这些人都是为养生而辟，没有作秀给谁看的意图。而那些否定辟谷现象的所谓专家、学者、科学家，有没有虚心学习、亲自体验过辟谷呢？有实践才能检验理论，没有实践能有什么发言权呢？

科学是相对的概念，随着不断创新，外延可能会延伸，很多科学道理没有被证实前只能去假设，而不能轻易否定，最后很可能证明是真理。由于客观世界的复杂性，科学必然是多元化的，所以从事科学研究必须要有实事求是的态度。当研究越是深入，越会发现科学在过去和现在呈现的各个不同方面。对人体奥秘不了解，对辟谷的现象视而不见，不去认真研究，而是一味地加以否定，斥之为伪科学，这就是现代科学家的科学态度？我们对生命科学的研究已经达到顶点了吗？现代科学只不过刚刚起步，对于未来科学来说还无比落后，现代科学还不能解释业已存在的许多人体生命现象，那只能说明现代科学还不够科学不够完善，还太落后，还要不断地发展，几百年、几千年乃至几十万年后的未来科学一定能解释。那些以为自己掌握的丁点知识就是终极科学、自己就代表了科学，而不知道科学是在随着时间的前进而不断地发展，这是坐井观天，是真正的伪科学家。

　　现代营养学研究的是人这个生物体，研究的是生理和病理，不是研究养生。人是一个特殊的高级生命体，在养生上又有着不同的方式和方法，现代科学和营养学要做的应该是如何去解释，而不是去否定生命中存在的特殊现象。

附　　录

中国人今后应该怎么吃？

2014 年 1 月 28 日，国务院办公厅发布了《中国食物与营养发展纲要（2014-2020 年）》（以下简称《纲要》），这是新中国成立后第四次发布类似的纲要了，此前分别是 1990 年、1997 年和 2001 年。随着经济建设的发展，至 20 世纪 90 年代后，我国在总体上已经解决了温饱问题，居民吃到足够的能量和蛋白质，但 1990 年的纲要，其主要目标仍然放在保证营养素摄入和降低营养不良性疾病的患病率上，未能及时对营养过剩导致的肥胖、糖尿病、心脑血管病等上升的趋势进行有效的预警和管理。

由于健康教育上的严重失策，导致现在营养过剩的人群大量增加，慢性疾病发病率迅速上升，国家和家庭的医疗负担越来越重，国人已经为经济发展后错误的饮食方式所带来的肥胖、高血脂、糖尿病、心脏病、高血压、中风、痛风和多种癌症等付出了沉重的代价。

政府已经认识到了这个问题，故在《纲要》中指出，至 2020 年，全国人均口粮消费 135 千克、食用植物油 12 千克、豆类 13 千克、肉类 29 千克、蛋类 16 千克、奶类 36 千克、水产 18 千克、蔬菜 140 千克、水果 60 千克，全国人均每日摄入能量 2 200～2 300 千卡，其中谷类食物供能比不低于 50%，脂肪供能比不超过 30%。总体来说，《纲要》基本上做到了按照健康饮食的要求来定目标，虽然有的项目不尽人意，但《纲要》还是大致反映出中国居民今后的饮食方向，归纳起来有以下几个方面。

少吃精米白面，吃饭要多样化　在《纲要》中，口粮降低到年135 千克（每天 370 克生的粮食）。粮食的供能比下调了，要求每天的饮食内容要多样化，不再以吃饱为目标。而我们很多人的饮食，一日三餐依旧是以白米白面为主食，蔬菜水果很少，还没有真正做到食物多样化。

控制热量，避免肥胖　在《纲要》中，人均能量目标降到2 200 ~ 2 300 千卡，这是因为工业化水平提高之后，居民体力活动明显减少，重体力劳动者大幅下降，就算吃得很少，但由于没有消耗掉，热量还是多了，所以肥胖增多，再供应过多能量不仅浪费资源，还会加剧肥胖。

少吃动物类食品　在《纲要》中，肉类消费目标跟以前的 75 ~ 100克差不多（现在年 29 千克，平均每天 80 克），远低于目前实际的生产量。我们在"素食与健康"一章中说过，如今的中国是全球第一肉食大国，过多的肉食没有给中国居民带来健康和幸福，而是带来更多的高血压、高血脂、肥胖、痛风、心脏病、中风等各种慢性疾病。一年 29 千克这个量已经够多了，而我们很多人早已超过 50 公斤！而且还有大量的蛋类、水产、奶类、精米白面，不成第一慢性病大国还能成什么？希望下一次的《纲要》在号召居民少吃肉这方面能有所作为，真正起到促进居民健康的作用。

多吃蔬果　《纲要》目标比较现实（蔬菜 140 千克、水果 60 千克），但还是有太多的居民没有达到，特别是水果食用量。所有的饮食家、养生家、营养家都主张多吃蔬菜水果，以素为主的饮食是中国人几千年来传统的健康的饮食模式，应当大力推广。

增加奶类制品　《纲要》中的奶类消费目标是 36 千克，相当于每人每天 99 克牛奶。牛奶的问题前面已有专文论述，现在西方国家不少人对奶制品持抵制态度，因为他们以前已经摄入过多。任何食品都有合理数量，过量有害，但适量未必有害。何况我们国家绝大多数人都不喝牛奶，乳制品产业方兴未艾，其危害还远未达到严重的程度，故鼓励喝牛奶对奶牛养殖业的发展、增加牧民的收入、增加国家的税收、维护全社会的和谐与稳定都有好处，如果政府呼吁国人不要喝牛奶，那后果不堪设想。但我们从健康、养生的角度出发，不主张喝牛奶，或只偶尔饮之，至于饮与不饮完全是个人的生活行为和观念问题。

常吃豆制品　《纲要》中的大豆消费目标是 13 千克，相当于每人每天 35 克黄豆，大概相当于较浓的豆浆两杯，或者水豆腐 3 两。豆制品不仅是植物蛋白质的来源，也是钙、镁、维生素 E、膳食纤维和多种有利于预防疾病的保健成分的来源。我们现在吃豆制品还是不够多，不是所有的居民都能做到天天吃豆制品，所以要大力推广。大豆资源应当更多地用来做豆腐，增加优质蛋白，而不是用来榨油。

少吃油　《纲要》中油脂摄入量的目标比以前略有上升（年 12 千克相当于每天 33 克烹调油），但远低于目前生产和实际消费量。我国居民烹调用油严重过量，每人每天用油超过 50 克的家庭比比皆是，吃油脂过多的危害在本书中已有专文论述，少吃油对农业发展不会造成不良影响。

　　《纲要》是针对全体大众的，需顾及各方面群体，不是针对特殊的养生群体，虽然还有不足之处，但较之以前的版本已经有所进步，希望通过新《纲要》的指引，国人未来的食物结构变得更科学

更合理，食物质量也不断提高。当然，结果如何，还要看居民是否
愿意为了自己及家人的健康而去改变不合理的饮食结构。

　　营养问题不只是具体吃哪一种食物的问题，而是各类食物的比
例是否合理的问题，一个人即便吃的全是传说中的"健康食品"，但
如果各类食物比例和数量不合理，那他的食物营养还是不合理的，
结果当然也会产生健康问题。

　　善养生者自古以来只是少数人，至于每个人该怎么吃，还需要
自己去探索，这些问题，本书已经说得很详细了。

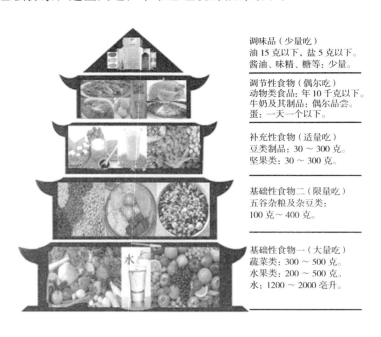

调味品（少量吃）
油 15 克以下，盐 5 克以下。
酱油、味精、糖等：少量。

调节性食物（偶尔吃）
动物类食品：年 10 千克以下。
牛奶及其制品：偶尔品尝。
蛋：一天一个以下。

补充性食物（适量吃）
豆类制品：30 ～ 300 克。
坚果类：30 ～ 300 克。

基础性食物二（限量吃）
五谷杂粮及杂豆类：
100 克～ 400 克。

基础性食物一（大量吃）
蔬菜类：300 ～ 500 克。
水果类：200 ～ 500 克。
水：1200 ～ 2000 毫升。

健康膳食宝塔

　　本健康膳食宝塔以本书所述的**少吃肉、少吃油、少吃饭、多吃**

蔬菜和水果等为指导思想，和以往的平衡膳食宝塔既有相似之处，更有不同之妙。它突出了本书的中心思想，图简意明，对本书具有画龙点睛之妙。

第一层：基础性食物一 本书首创把蔬菜水果放在最下层，这是因为水果蔬菜是人类吃的最原始最长久的食物，可以大量吃、长期吃、单独吃。只要有这一类食物，人类就能活下去。

第二层：基础性食物二 五谷杂粮杂豆类是提供能量的基础食物，是全人类传统的基础食物，但多吃会热量过剩而产生疾病，必须限量吃。

基础性食物是最重要的食物，只要有以上这两类基础性食物，就足可以生存和获得健康。基础性食物各人需要的量各不相同，以天计算，特殊人群（如辟谷及生病不能进食时）短期内可以为 0 克。基础性食物短时间缺乏对健康不会构成大的影响，但长期缺乏就会对健康构成损害。

第三层：补充性食物 这是对基础食物的补充，即补充基础食物之不足。豆类和坚果类食物可增加不同的营养素，这类食物没有基础性食物重要，而且我国居民很难做到天天吃这类食物，但为了健康，这类食物需要适当吃。至于如何才叫适当，一天吃多少克，不好定出目标，有条件的可以经常吃，可以天天吃，量可多也可少，没有条件的不一定天天吃，但也应尽量吃，所以要根据自己的具体情况，在生活中灵活掌握，30 ~ 300 克均可。人类只要有以上三类食物，不仅可以生存，而且可以生存得很健康。

第四层：调节性食物 动物类食品以年计算不以天计算，这也是本塔的独特之处，理论根据是中国传统的饮食方式是每年只吃数次肉类，而不是天天吃，10 千克已经不少了，相信太多人不能接受。

蛋类也不必天天吃,牛奶类也可偶尔饮之。调节性食物不是生命必需品,但具有极大的诱惑力,是调节人的不同口味解口馋的,可以偶尔吃,且只能少量吃,少量吃对健康无损,多食就会导致蛋白质、脂肪等过剩,缺钙,形成酸性体质等,严重危害身体健康,这样就会百病丛生。这类食物也可以长期不吃,长期不食对健康不会构成损害,如终身素食者。

第五层:调味品 这类物品是调节食物的味道以使食物更好吃,食用量很少,部分(如油、味精、酱油、五香粉等其他调味品)可以长期不吃,盐很重要但也应极少量吃。我国 80% 的家庭食盐和食用油摄入量都超标,调味品食用过量对身体的危害程度和调节性食物一样严重。

十谷米饭

"十谷米饭"就是将十种五谷杂粮混合在一起共煮,这十种杂谷粮是玉米、糙米、黑糯米、小米、小麦、芥麦、燕麦、莲子、麦片、红薏米仁(或赤小豆)各等分,做法是先将上述米粮(也可以只取其中若干种)用水漂洗一遍,去除杂物,不要搓洗,水浸泡 4 小时左右,使其变软,然后煮饭煮粥均可。如急需做饭,可用开水泡半小时再煮,泡时放水适量,煮时不要再加水。也可泡好后放冰箱保存,食用时取适量加水煮。还可根据自己的口味,添加桂圆肉、淮山、枸杞子、红枣、葡萄干、黄豆、高粱、黑豆、红米、花生、黑芝麻等。十谷米煮出的饭没有黏性,香味也不够,开始吃十谷米饭时很不习惯,可先加适量大米共煮,以后逐渐减少大米。

据研究,"十谷米饭"成分含有一百多种有益于人体健康的营养物质,如 B 族维生素(维生素 B_1、维生素 B_2、维生素 B_6、维生素

B_9、维生素 B_{12}）、维生素 C、维生素 A、维生素 E、维生素 K、维生素 D、矿物质（钙、铁、镁、钾）、微量元素（锌、钼、锰、锗）、酵素、抗氧化物、纤维素、氨基酸、生物素等，具有降血压、降胆固醇、清除血栓、舒缓神经之功，经常吃可预防血管硬化、脑中风、痛风、冠心病、便秘、部分癌症、皮肤病、肥胖、高血脂、失眠、口角炎等病，对促进健康极有好处，长年食用此"十谷米饭"能延年益寿。

薏米红豆汤

材料 薏米、赤小豆、红豆（赤小豆和红豆是两种豆，不太一样，统称"红豆"）各 50 ～ 100 克。

做法 薏米和红豆都很硬，不容易熬烂，一种方法是先将以上三宝用冷水浸泡数小时后再煮，另一种方法是直接放在锅里，然后加进足量的水，烧开后熄火，让薏米和红豆在锅里闷半小时，再开火熬，烧开后再闷半小时，自然冷却后即可。本汤既可以当茶喝，又可以当饭吃。

薏米红豆汤有个特点，就是怎么熬都不会发黏发稠，米和水是分开的，这就是红豆（含红豆、赤小豆）利水的作用，而薏米和红豆的有效成分大半都在汤里。如果是单独熬薏米，熬久了就会成黏稠的薏米粥。

功效 薏米：性味甘淡微寒，《神农本草经》将其列为上品，有健脾胃祛水湿等功效，为常用的利水渗湿药，称久服"轻身益气"，公元 754 年我国即把它列为宫廷膳食之一。赤小豆：性平偏凉，味甘，能健脾益胃、利水消肿、清热利湿、补心补血。古籍里记载它

"久服令人瘦"。二者共熬，具有健脾利水养血之功。

薏仁又是一种美容美白食品，常食可以保持人体皮肤光泽细腻。薏米红豆汤具有良好的减肥（利湿消肿）功效，既能减肥，又不伤身体，尤适宜于中老年肥胖者。现代人饮食肉粮较多，湿热较重，宜常饮此汤而祛之。

后　记

　　随着工业化、城镇化、老龄化的加快，慢性病已经成为全社会的重大公共卫生问题，慢性疾病负担已占总疾病负担的 70%，严重影响国人的生命质量。全国因慢性病过早死亡者占早死亡总人数的 75%，未来 20 年，中国 40 岁以上人群中主要慢性病患者人数预计将增长一到两倍，慢性病导致的各种负担将增长 80% 以上。这些慢性病的形成，与人们当前形成的不合理的饮食结构有重大关系！

　　卫计委希望（或说要求）今后的医生要会开两张处方：一张是医疗处方，一张是营养处方，可是所有的医学院校的医学生都没有学过营养学，对健康知识一窍不通。医学跟养生是不同的学问，医生既不是营养学家，也不是健康专家，更不是养生学家，凭什么能开出对病人的饮食健康起指导意义的营养处方？就算在工作后的继续教育中学习到一些营养知识，那也是美式的营养学而不是中国传统的养生学。美国人凭什么要让你中国人健康？事实已经证明并将继续证明，美国式的营养学对把中国变成世界第一慢性病大国起到了至关重要的作用，超级慢性病大国能有多少战斗力？不需要发动战争更不需要动用核武，只用美国式的营养学加上转基因食品就能把它给摧毁。

　　我们不稀罕长命百岁，因为生命的长短受很多因素的影响，有的因素自己很难把握得了，但饮食是重要因素之一，与饮食有关的健康我们是可以把握的。要健康就要三通：思想通、肠道通、血管通。只有改变不健康的饮食观念，才能接受健康的饮食方式并认真操作，进而达到肠道通、血管通，身体才会健康。其实对于大多数人而言，健康饮食不是能力的问题，而是态度问题，是愿不愿意改变已经形成的生活习惯的问题。让我们行动起来，改变不合理的饮食结构，吃出健康的身体，活出美丽的人生！

有了健康的身体才能活得更精彩，活得更愉快，活得更有意义。健康和生命都是无价的，只有及早觉悟，从年轻时做起，控制欲望，才能战胜自我。饮食是一种习惯，我们怎么吃，我们的下一代也会怎么吃，一代又一代就有健康的体质，我们国家就有希望，就能实现"中国梦"。

为了推进居民的健康，作者十年前就开始编写本书，十年来对此书反复修改，十年磨一剑，善书终编成。虽然不能尽善尽美，但相信对国人的健康能起到一定的促进作用。

朋友们，拥有健康不一定拥有一切，但失去健康则一定会失去一切，所以拥有健康的身体才会拥有真正的生命。法传有缘人，望有缘者珍惜之！

主要参考资料

《健康报》

《中国健康调查报告》　T·柯林·坎贝尔

《无毒一身轻》　林光常

《身心灵整体健康》　雷久南

《身心健康六步曲》　姚廷周

《素食的利益》　广化法师

《饮食与健康》　张庆居